捏捏耳朵，身体好

[日]饭岛敬一 / [日]池川明　著

胡汶廷　译

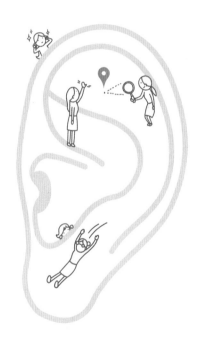

江西科学技术出版社

2019年·南昌

前言

70万人
都在学的
能缓解身体
不适症状的
"神门疗法"

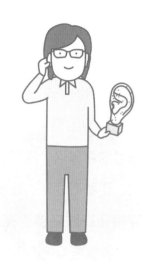

饭岛 老师

从耳朵可以得知很多身体所发出的讯号。伸手摸摸自己的耳朵，觉得热热的，还是冰冰的？耳朵摸起来冰冷的人，通常身体的血液循环功能也不好。搓一搓或是捏一捏自己的耳朵，如果觉得痛或不舒服，就要小心身体是不是哪里出了问题。

每天在恋爱、工作或家庭与育儿间忙得团团

转，总是努力奋战的女性朋友，常常会在不知不觉间累积很多压力与疲累，导致身体出现各种不适症状。针对这种情况，我在本书中介绍了各种健康疗法，希望能帮助女性朋友们快速且轻松地消除各种不适症状。

耳朵上有个神奇的穴位叫作"神门"。只要适当地刺激这个穴位，就能消除肩膀酸痛，改善失眠、便秘等症状，让身体变得更健康。不仅如此，更有让皮肤变得更光滑漂亮、瘦脸、调整姿势体态、减重瘦身的作用。

为什么按摩神门穴有这么多的好处？ 最主要的原因是神门穴具有调节自主神经平衡的作用。现代人因为压力和生活不规律的关系，多半都有自主神经功能紊乱的问题，所以身体才会常常出现各种不适症状。像这种情况，就可通过刺激神门穴来缓解。

时至今日，大约已有70万人找我施行或指导过"神门疗法"。本书就是以这些技术和经验为基础写成的，收录了各种解决身体不适症状的自我护理法。每一种方法都非常简单，不需要工具，也不需要专门花时间。希望这本书能帮助大家养成每天捏耳朵的健康习惯。

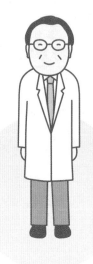

捏捏耳朵，就能提高你的"子宫力"

妇产科医生
池川老师

　　在妇产科的辅助治疗中，我也运用过利用身体穴位的疗法。就是用一种具有药效的石头（也称药石）做成贴剂，贴在穴位上。耳朵上的穴位——神门穴，就是我经常利用的穴位。

　　我的诊所主攻妇产科方向，前来就诊的患者基本都有痛经、体寒、不孕等烦恼。针对这些患者，我尝试了刺激神门穴的疗法，疗效显著。我统计了将近300位患者的数据，70％～80％的患者都认可了其疗效，其中，通过在神门穴上贴药石贴而获得了一定疗效的患者占到了20％～30％。

我所实践的贴药石贴和饭岛医生采用的刺激神门穴的方法，在本质上其实是一样的。

事实上，身为一名妇产科医生，我在遇到饭岛医生之前，并没有特别关注神门穴与自主神经之间的关系。不过，很多身体不适本身就是自主神经功能失调的表现，刺激神门穴之所以有效，也是因为起到了调节自主神经平衡的作用。

不论是从医生这个立场出发，还是从通过捏耳朵缓解了病症这个事实出发，按摩耳朵穴位这个做法都是值得提倡的。无论你是身体不适的人，还是想要保持并促进健康的人，都可以捏捏耳朵，试一试。

很多女性特有的毛病，
都是因为自主神经功能紊乱！

"只要捏一捏耳朵，就能改善身体的各种小病痛"，听到这句话，大家可能会觉得这是我随口胡诌的吧？但是，这却是事实哦！

其中的秘密，就在于耳朵上的神门穴。

除了常见的肩膀酸痛、腰痛、手脚冰冷和失眠以外，痛经、月经失调等女性特有的毛病，也都可能是由于自主神经功能紊乱引起的。而耳朵上的神门穴具有迅速调节自主神经平衡的功能。

换句话说，如果是因为自主神经功能紊乱而感到身体不适，那么只要从源头的自主神经开始，着手改善，症状自然就会减轻。

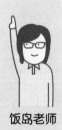

饭岛老师

话又说回来，耳朵本来就是人体的"穴位宝库"，有很多对应全身上下各个部分和器官的穴位，只要按照自己的不适症状或想要保养的部位刺激相应穴位，就能够产生一定的疗效。其中我最想要推荐给大家的当然是"万能穴位"——神门穴。先通过刺激神门穴使身体的自主神经达到平衡，再刺激其他穴位，这样效果会更加显著。

快跟着这本书养成每天捏耳朵的好习惯，一起摆脱身体的小病痛吧！

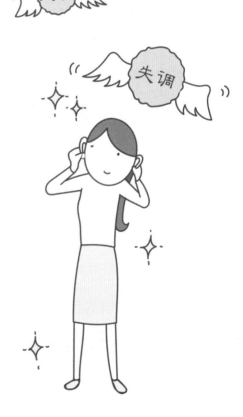

饭岛老师
这么说！

捏捏耳朵就能调节自主神经，

捏捏耳朵刺激神门穴，
就能立即缓解自主神经功能紊乱带来的不适，
舒缓身心。

1 早上起床后神清气爽！

2 让手脚不再冰凉，变得暖乎乎！

3 肩膀酸痛和腰痛得到缓解！

4 松弛的面部皮肤向上提拉，更加紧致！

5 皱纹少好多，皮肤变光滑！

6 排便变顺畅，小腹变平坦！

7 减重、瘦身超有效！

8 痛经和月经失调都有所改善！

9 眼睛的疲劳完全消除了！

10 焦虑、烦躁、不安感通通消失！

赶走女性十大困扰！

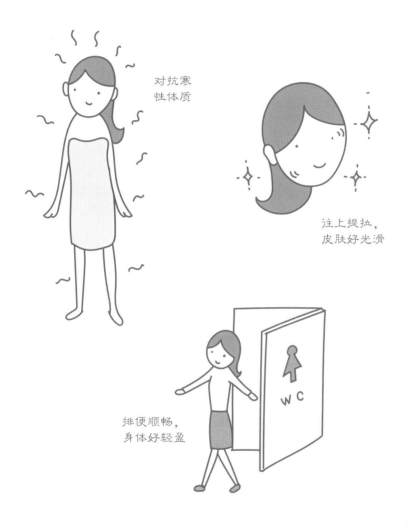

对抗寒性体质

注上提拉，皮肤好光滑

排便顺畅，身体好轻盈

WC

耳朵上的"神门穴"，

**被称为"神之门"的神门穴，
是具有神奇功能的穴位。
通过它可以改善身体各种不适症状！**

位于耳朵上端的穴
位，具有调节自主
神经平衡，让大脑
回归"平静状态"
的机能

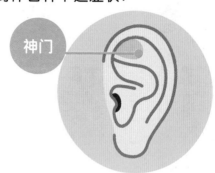

神门

　　耳朵上有众多与全身各部位及器官对应的穴位。
其中，神门穴是位于耳朵上端的穴位，具有调节自主神
经的功能。自主神经系统是调节人体机能的重要系统，
直接按中枢神经系统下达的指令运作，不受人的意识控
制，分为在人体活动时活跃的交感神经和休息时活跃的
副交感神经。如果两者失衡就会影响激素分泌，引起肩
膀酸痛、血液循环不良、月经失调、失眠等各种问题。
当身体或心里不舒服时，不妨先捏捏耳朵上的神门穴，
将自主神经调整到平衡状态，然后再刺激其他穴位来加
强效果吧！

是对应自主神经的关键！

1分钟弄懂神门穴和三大重要穴位区

神门

自主神经区
"神门疗法"的核心神门穴就位于这个区域，按摩此区域可调节自主神经平衡

头部区
位于耳垂，按摩此区域有促进脑部血液循环的作用

肩颈区
位于耳朵中央，按摩此区域有缓解肩颈疼痛的作用

"捏搓拉"三步法
可以两只耳朵同时进行。

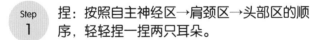

Step 1
捏：按照自主神经区→肩颈区→头部区的顺序，轻轻捏一捏两只耳朵。

Step 2
搓：用手指捏住耳朵的穴位区后，一边揉搓，一边轻轻向外拉。

Step 3
拉：准备放开耳朵的时候，先维持捏住的状态，再轻轻向外拉扯，然后放手。

自主
神经区

效果 调节自主神经

自主神经区

自主神经区位于耳朵上端，具有调节自主神经的作用。没有时间捏完所有穴位时，可先着重加强对这个区域的刺激。

1 用手指捏住
自主神经区

食指放在耳朵上端的自主神经区，拇指放在耳后，捏住耳朵。

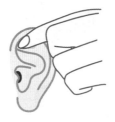

2 一边揉搓，一边朝
斜上方拉

捏住自主神经区后，一边揉搓，一边按右图箭头方向朝耳朵斜上方轻轻拉。

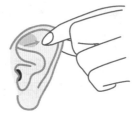

3 捏住轻扯，然后放开

准备放开耳朵的时候，先维持捏住的状态，再轻轻向外拉扯，然后放手。
步骤1～3，重复3次。

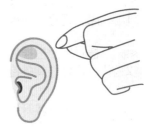

效果 **温暖子宫**

对应子宫的穴位

对应子宫的穴位，位于比神门穴更靠近耳根的地方。刺激这个穴位，有助于促进子宫的血液循环，缓解痛经的问题。

子宫穴

让子宫变得暖乎乎

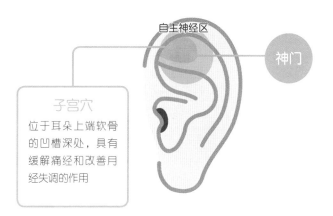

自主神经区

神门

子宫穴

位于耳朵上端软骨的凹槽深处，具有缓解痛经和改善月经失调的作用

Step 1 食指贴在比神门穴更靠近耳根的"子宫穴"（即内生殖器穴）上，捏住耳朵。

Step 2 一边用手指揉搓"子宫穴＋自主神经区"，一边朝斜上方轻轻拉。

Step 3 手指捏住耳朵，轻轻向外拉扯，然后放开。步骤1～3，重复3次。

效果 促进肩颈血液循环

位于耳朵正中央，有刺激颈部和肩膀血液循环，进而促进全身血液循环的作用。

肩颈区

肩 颈 区

1 用手指捏住肩颈区

食指贴在耳朵上的肩颈区，拇指放在耳后，捏住耳朵。

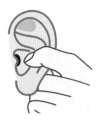

2 一边揉搓，一边朝外侧轻拉

手指捏住肩颈区，一边揉搓，一边按右图箭头方向朝外轻拉。

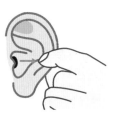

3 捏住轻扯，然后放开

准备放开耳朵的时候，先维持捏住的状态，再轻轻向外拉扯，然后放手。

步骤1～3，重复3次。

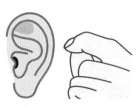

效果 促进脑部血液循环

头部区

耳垂是对应脑部的反射区。按摩耳垂除了能促进脑部血液循环外，还因为耳垂密布感觉器官的关系，能让"五感"变得更敏锐。

头部区

1 用手指捏住头部区

食指放在耳垂上的头部区，拇指放在耳后，捏住耳朵。

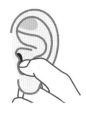

2 一边揉搓，一边朝斜下方拉

捏住耳垂上的头部区后，一边揉搓，一边按照箭头方向，朝耳朵的斜下方轻轻拉。

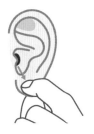

3 捏住轻扯，然后放开

准备放开耳朵的时候，先维持捏住的状态，再轻轻向外拉扯，然后放手。
步骤1~3，重复3次。

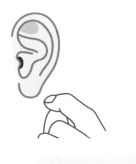

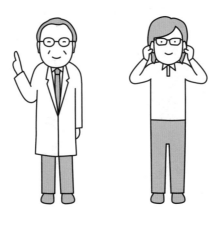

目录

第 1 章

想要身体好，就要保持自主神经的平衡！

耳朵是人体的"穴位宝库"，神门穴则是自主神经的"大门"！ 2

捏对耳朵，就能"启动"自愈力，全面改善身心状态！ 6

女生身体虚？都是因为内分泌失调、自主神经功能紊乱！ 12

进入更年期，一旦雌激素急剧减少，就会引发绝经综合征！ 16

注意！"好细胞"是健康的基础，平常就要注重水分、氧气和营养 20

中西医都推崇：先刺激神门穴，再对症按压相应穴位，疗效才能加倍！ 24

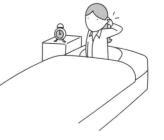

为什么自主神经功能失调，自愈力也会变差？
28

一次弄懂！自主神经功能失调的主因　32

不可不知！"自主神经＆激素"就是掌管女性身体
的两大司令　36

Column

　　刺激神门穴促进血液循环，带动肺活量，连唱
歌也变好听！　40

从"捏捏耳朵"开始，解决你的小病痛！

第 **2** 章

终极解读！女性常见症状的克星！神门穴·子宫
穴·三大重要穴位区　42

女性常见症状 1　身体冰冷　46

女性常见症状 2　浮肿　48

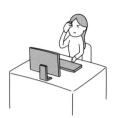

女性常见症状 3　便秘　50

女性常见症状 4　痛经　52

女性常见症状 5　皮肤粗糙　54

女性常见症状 6　头痛　56

女性常见症状 7　肩膀酸痛　58

女性常见症状 8　腰痛　60

女性常见症状 9　失眠　62

女性常见症状 10　焦虑烦躁　64

女性常见症状 11　眼睛疲劳　66

女性常见症状 12　倦怠感　68

女性常见症状 13　过敏性鼻炎　70

Column

　捏对耳朵，还能抑制食欲、克制烟瘾！　72

第3章 只要捏捏耳朵，刺激神门穴，就能提高"子宫力"！

女人一定要懂：子宫健康，你才健康！　74

压力，就是让子宫产生不适的"凶手"！　78

血液循环差，子宫就容易变冷致病！　81

想要一辈子拥有健康的子宫，就必须先强化自主神经！　84

捏耳朵能平衡自主神经，让月经不再异常！　87

捏耳朵能缓解绝经综合征　90

捏耳朵能调整体质，不但能助孕，还能为胎儿打造"健康的家"！　94

Column

运动前捏捏耳朵，调节自主神经，表现会更好！　97

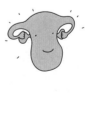
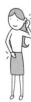

第4章 捏捏耳朵，刺激神门穴，就能释放压力！

妇产科女医生开讲：心理异常，子宫一定出问题！ 100

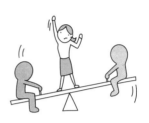

轻松刺激神门穴，帮助疏解负面情绪 103

只要自主神经平衡，就能摆脱"情绪化" 108

保持捏捏耳朵的好习惯，抗压性将更强大 112

Column

　　想要提升记忆力与专注力，捏捏耳朵就能做到！ 117

第5章 听听体验者怎么说，试过的人99％都说有效的"神门疗法"！

实例1　开始捏耳朵之后，经期变得轻松许多 120

实例2　捏捏耳朵上的神门穴，
我门诊病人的经期不再那么痛苦
难熬　122

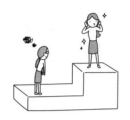

实例3　睡前捏捏耳朵，我的失
眠不药而愈　124

实例4　一直困扰我的过敏和肥胖，都通过"神门
穴疗法"改善了　126

Column

捏捏耳朵，开启意想不到的潜能！　128

第 **6** 章　一定要看！"捏捏耳朵"的
常见Q & A

后记

第 **1** 章

想要身体好，就要保持自主神经的平衡！

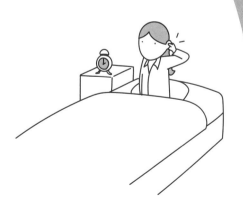

耳朵是人体的"穴位宝库"，
神门穴则是自主神经的"大门"！

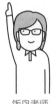

饭岛老师

听到"耳穴"，大家首先会想到什么呢？

通常最先浮上脑海的多半是"耳穴减肥法"，如果是对穴位稍微有研究的人，则会想到"穴位宝库"。

耳朵虽然是非常小的器官，却有着能够对应全身上下各个部位的穴位。如果你是对穴位毫无概念的人，不妨先试着轻轻捏一捏自己的耳朵吧！有没有觉得耳朵变得暖乎乎？捏久一点，甚至全身都跟着暖和起来。这是因为按压穴位，促进了身体里的血液循环。

　　耳穴疗法在中国的历史非常古老，甚至可追溯到两千年前。中国最古老的医学典籍《黄帝内经》中，便已经记载了运用耳朵穴位治疗的方法，由此可见，耳穴疗法早在很久以前，就已经被视为一种十分重要的治疗手段。而西方医学对耳朵穴位的研究，则大概是从19世纪50年代开始。法国的诺吉尔（Paul Nogier）在针对数千人进行临床试验后，证实了"耳朵上分布着对应到全身的反射区"。

　　后来，耳穴疗法作为瘦身方法在美国大受欢迎，并借由这个契机，渐渐传播到世界各地，越来越普及。虽然如此，一般人接触到耳穴疗法的场所，多半还是会局限在提供针灸或正骨等治疗的中医诊所。

　　我第一次接触耳穴疗法，大约是在19年前。当时我负责策划一个减重瘦身项目，结果却在研究耳朵穴位的时候，得知了"神门疗法"的存在。

　　一开始，我只是想验证神门穴的瘦身效果，没想到接二连三地发现神门穴的其他功效。除了众所周知的瘦身外，刺激神门穴还具有美容、减少细纹、丰胸和调整姿势等功效。不仅如此，刺激神门穴甚至对肩膀酸痛、失眠、便秘、慢性头痛、焦虑、烦躁不安等身心问题也有缓解的效果。

神门穴到底是一个什么样的穴位？

为了解开这个疑问，我四处查阅古籍文献，向各个领域的专家、学者请教，经过很长一段时间的研究，最后终于得以确定这个穴位的功能，正是调节人类的自主神经系统。

所谓自主神经系统，简单来说就是调节血管和内脏的功能以及呼吸、消化等人体机能的神经系统。西医称自主神经是"维持人类生存机能的系统"，不仅非常重要而且不可或缺。想要拥有健康的身心，保持自主神经平衡是不二法门。说得更极端一点，自主神经功能失调简直是万病之源。

每天长时间面对电脑、智能手机等电子产品的现代人，生活在一个周围环境非常不健康的时代。因为高智能的电子产品虽然方便，却会释放出有害人体的电磁波，而且在久坐、姿势不良等种种不良因素的影响之下，深受肩膀酸痛、眼睛疲劳或腰痛等不适症状所苦的人越来越多，倦怠、忧郁、睡眠不足等情况也相继出现。这些病症很有可能就是自主神经功能失调所致。

这种时候，就是神门穴出场的绝佳时机。神门穴具有调节自主神经的功能，针对这个区域，捏一捏，顺带按摩一下耳朵的其他部位，就能快速调节紊乱的自主神经功能，使其保持正常的平衡状态。

只要按照本书介绍的方法捏捏耳朵，就能体验按摩神门穴的卓越功效。方法简单又不用道具，也不需要花很多时间，每天想到时捏一下耳朵，慢慢地，你就会感受到身心的变化！

刺激耳朵上的神门穴，迅速找回自主神经系统的平衡！

捏对耳朵，就能"启动"自愈力，全面改善身心状态！

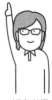

饭岛老师

　　耳朵穴位的研究在中国已有两千多年的历史。虽然每个国家施行耳穴疗法的惯用手法可能略有不同，但原理和效果都大同小异。无论如何，耳穴疗法能够代代传承至今，自然是有其中的道理，其效果毋庸置疑。

　　以美国和日本来说，耳穴疗法在这两个国家虽是以瘦身效果显著而迅速走红，但除了减肥瘦身以外，耳穴疗法其实还有非常多的作用。

我所推行的"神门疗法"，不仅能通过刺激神门穴缓解身体不适，在改善精神状态方面也卓有成效，受到很多人的好评和推荐。最重要的是只要捏耳朵就好，不需要花太多的时间，也不需要特定的场所，很简单就能办得到。

那么，"神门疗法"到底有什么样的效果呢？接下来我将为大家做更具体的说明。

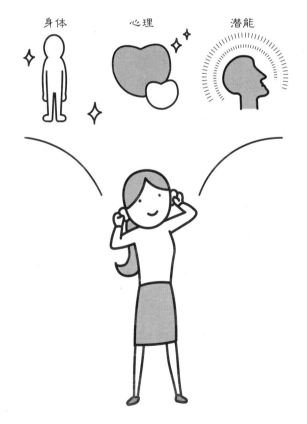

身体　　　　心理　　　　潜能

身体篇

就像前面说的一样，刺激神门穴有快速调节自主神经的效果。

为了更彻底地研究神门穴，我曾经召集了许多人协助进行临床试验。我使用各种不同的自主神经检测仪进行测量，结果发现只要刺激神门穴，几乎所有人的自主神经都能够快速地达到平衡状态。

临床证实，当自主神经功能紊乱，血管就会过度收缩，造成血液循环不畅。如此一来，不仅会引起肩膀酸痛、腰痛、头痛、手脚冰冷等不适症状，很多女性还会连带出现经前期综合征或痛经等问题。除此之外，便秘、浮肿、眼睛疲劳、失眠等恼人的症状，也会层出不穷。

但是换个角度来看，如果能够调节好自主神经，这些问题就可能迎刃而解。

那么刺激神门穴等耳部穴位，会让身体产生什么样的变化呢？

一开始感觉到的，就是整个耳朵会变得暖乎乎，接着全身上下的血液循环都变得顺畅，手脚不再冰冷。久而久之，下垂的嘴角和眼尾开始渐渐往上走，法令纹变浅等美容效果陆续浮现，肩膀酸痛和身体僵硬的情况也慢慢缓解。

除此之外，有些人持续捏耳朵一阵子之后，排便变得越来越顺畅，睡眠质量逐渐改善，早上醒来时也觉得神清气爽。

说起来，按摩耳朵的好处实在很多，但若要说最受女性关注的，自然非其中的美容功效莫属。除了提拉紧实皮肤外，只要持续按摩，代谢也会变好，黑眼圈会慢慢消失，脸渐渐不再浮肿，变成人人羡慕的紧致小脸。

心理**篇**

  通过刺激神门穴让自主神经回归平衡后，心理也会跟着出现变化。我常听来参加研讨会的人说："按摩神门穴后，觉得压力减轻，不再焦虑烦躁。"

  当人们感到压力或是处于焦虑状态时，自主神经中的交感神经就会更加活跃，此时，捏一捏耳朵上的神门穴，能促进帮助人体放松的副交感神经运作，取得与交感神经的平衡。一旦变得放松，自然就不会再焦虑烦躁。

  相反，如果心情低落，觉得做什么事都提不起劲，就代表副交感神经处于活跃状态。此时，稍微捏一捏神门穴，刺激处于下风的交感神经，等交感神经和副交感神经渐趋平衡后，就会觉得整个人变得更有活力。

潜能篇

　　刺激神门穴不但有改善身体或心理状态的效果，还能增强表现力，有助于个人能力的发挥。虽然这句话听起来很不可思议，但适当刺激神门穴，确实有激发出自己没有察觉到的潜能的力量。

　　你是否有这样的经历？当你想要做一件事的时候，脑中不自觉产生"我办不到"或是"反正不可能顺利"的想法，下意识地为自己的行为制造障碍。

　　像这种时候，捏一捏耳朵刺激神门穴，有助于让大脑产生α波。α波是意识与潜意识间的桥梁，能帮助引导出人们本来潜藏着的能力。这样一来，就能够加强专注力或记忆力，灵感也会变得更加丰富，发挥出比平常更强的能力。

女生身体虚？都是因为内分泌失调、自主神经功能紊乱！

压力过大会造成女性内分泌失调，影响自主神经平衡

池川老师

只要是人，就不可能永远都健康不生病，偶尔还是会感冒，或是受到倦怠感、忧郁的心情影响而状况不佳。

虽然这是不论男女都会发生的事，但是有些不舒服的情况更容易发生在女性身上，这也是个不争的事实。

比方说，手脚冰凉、皮肤粗糙、焦虑烦躁、浮肿、肩膀酸痛、腰痛、忧郁、失眠、便秘或腹泻，这些都是女性常见的症状。此外，还有痛经、月经失调以及说到女

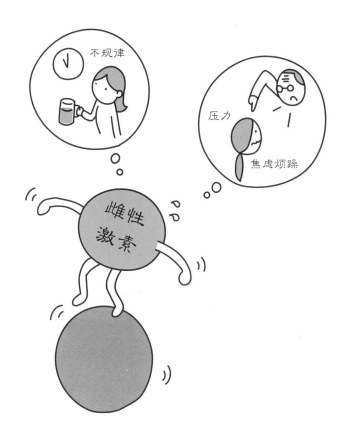

不规律

压力

焦虑烦躁

雌性激素

性困扰就不可不提的绝经综合征。

其实这些不适症状，大多是由于生活习惯不良或压力太大，造成内分泌失调、自主神经功能紊乱引起的。

雌性激素又分为雌激素和孕激素。雌激素号称"美人激素"，无论是美丽的秀发、光滑的皮肤，还是玲珑有致的身材曲线，都不能缺少雌激素。而孕激素除了与雌激素等共同调节月经周期外，还会在女性怀孕时承担稳定胚胎的责任。除此之外，孕激素还具有提高体温、调节血糖等作用。

说到底，女性一生的健康，几乎都会受到雌性激素的影响。

雌性激素的分泌量会随着月经周期的变化而改变，因此很容易对自主神经造成影响。而除了月经周期之外，雌性激素还会随着年龄增长而逐渐减少。当女性到了40~55岁，就会因为雌性激素大幅减少而间接影响到与激素相互作用的自主神经，身体无法适应突如其来的改变，开始出现盗汗、潮热、情绪异常、焦虑等种种症状，进入所谓的"更年期"。

女性到底该怎么做，才能减少身体不适呢？最重要的一点，就是养成良好的生活习惯，保持规律的作息，每天适度运动，保证良好的睡眠质量。此外，过胖或过瘦，都会影响激素平衡而导致身体不适，因此平常就要尽可能均衡地摄取营养，维持适当的进食，将体重控制在正常的范围内。感性虽然是女性美好的特质之一，但如果凡事都过于感情用事，反而容易累积太多心理压力。最好适时放松一下，排出空档做自己喜欢的事情，听听音乐、到郊外踏青，适时释放囤积在心中的压力。从今天开始，对自己好一点吧！

调整生活习惯，保持适当的运动、睡眠，适时减压，打造健康的身体！

进入更年期，一旦雌激素急剧减少，就会引发绝经综合征！

绝经综合征出现在绝经前后，一般来说在45~55岁才会出现

池川老师

女性的身体会随着年龄增长而发生变化，最明显的莫过于月经初潮和停经，但若要说不适症状，最具代表性的非绝经综合征莫属。到我们妇产科就诊的35~45岁的女性，除了怀孕外，几乎都是因为怀疑自己出现绝经综合征而来。绝经综合征多出现在45~55岁，但是近年来，明明还不到年龄却已经出现疑似绝经综合征症状的女性，可以说是越来越多。

绝经综合征的症状有很多，之所以会产生这些症状，主要是因为雌激素急剧减少，身体无法适应突如其来的变化。但因为绝经综合征的症状并非由器质性病变所引起，就算觉得不舒服到医院检查，也常常查不出个所以然来。

当然，女性常见的不适症状不只有绝经综合征，很多人从十几岁开始就一直饱受痛经或月经失调的折磨。除此之外，子宫肌瘤、子宫内膜异位症、卵巢疾病等疾病的发生，也没有年龄之分。这些深深困扰女性的问题，多数都是因为生活作息不规律，或者承受太多心理及社会上的压力所导致的。

女性的身体很容易受到雌激素、饮食和生活习惯等影响，而且每个年龄层的女性，都有该年龄层特别常见的不适症状。

尽管如此，每个人的情况还是不尽相同。就绝经综合征而言，有些人燥热，有些人却觉得手脚冰冷僵硬，或是每天焦躁不安等，症状林林总总，因人而异。

如果觉得哪里不舒服，不妨先重新检视自己的日常作息吧！适当调整自己的生活步调，养成健康的生活习

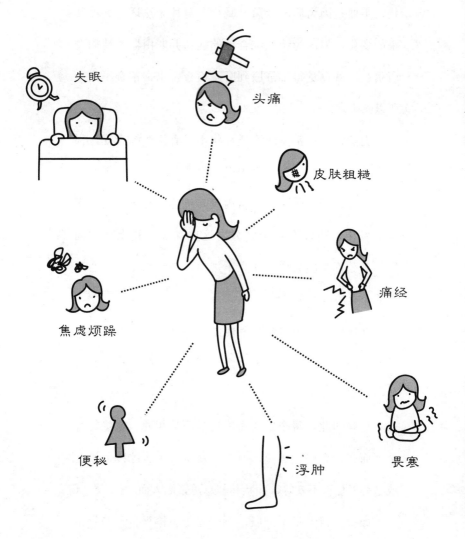

失眠

头痛

皮肤粗糙

痛经

焦虑烦躁

便秘

浮肿

畏寒

惯。当然，最好常常捏捏耳朵，刺激一下神门穴，促进自主神经平衡。

30~40岁女性的不适症状，大多不是绝经综合征，只是由于累积了太多日常压力而导致的。

注意！"好细胞"是健康的基础，平常就要注重水分、氧气和营养

饭岛老师

　　我们所生存的地球，70％都是由水构成的。而一个成人身体中的水的质量，也几乎达到了人体质量的70％。

　　我们的身体中约有60万亿个细胞，这些细胞合力构建出肌肤、头皮、指甲、内脏，乃至神经、血管等，组成我们熟悉的人体。而这些细胞活动所需的三大要素，就是水、氧气、营养。现在，就让我们逐一来说明这3个

要素吧！

首先要说的是水。大家一天通常都喝多少水呢？

成人一天经由排泄、流汗、流泪和呼吸蒸发，会排出合计约2.5 L的水分。常有人说"每天要喝2 L水"，就是这个缘故。

很多人都知道喝水有益健康，但知道水分摄取不足会损害身体的人，却出乎预料的少。最近我听说有人一天甚至只喝350 ml水，这简直不可思议。

水分不足的人不但新陈代谢会变差，还容易形成皱纹或使皮肤松弛，全身的皮肤都变得干燥粗糙，甚至会让皮肤提早老化。

假如摄取的水分不足，而排出的水分过多，就会出现脱水的状况。要想避免身体中的有害物质囤积，每天至少要摄取2 L水，尤其是喜欢喝含咖啡因饮料或酒的人，更要特别注意多喝水。

接下来要谈到氧气。

细胞中的线粒体，会让氧气进入其中来促进代谢。因为线粒体是以燃烧糖或脂肪来产生能量，所以它对减肥中的女性特别重要。

说到有氧运动，最具代表性的就是走路、慢跑和游泳，如果可以每天做这些运动固然最理想，但实际上一般人真的很难做到。就连我自己也很难做到每天运动，虽然已经尽量空出时间，但有时候一忙起来，我还是会有几天无法运动。

　　不过，千万不要老是说自己没时间就完全不运动，就算是利用上班途中或出门前这种短暂的零碎时间也没关系，找一些能够持续做下去的简单运动，活动一下身体吧！

　　最后是营养。我们的身体每天都需要摄取46种营养素。但现代人的生活作息不规律，常常连三餐都没有办法认真吃，每天靠外卖或快餐来解决三餐的人更是不在少数，营养不良的问题非常严重，就更不要说充足摄取46种营养素了。

　　我们从食物中摄取到的营养，除了用来产生能量外，还会消耗在制造血液或肌肉上。

　　人体是细胞的集合体，不管是血液还是肌肉，追根究底都是由细胞构成的，若体内细胞的营养不足，没有足够的活力，身体或心理就很容易出问题。

想要身心健康，首先要做的，就是重新审视自己的生活习惯！

保证充足的水分、氧气和营养，从细胞开始变得活力满满！

中西医都推崇： 先刺激神门穴，再对症按压相应穴位，疗效才能加倍！

饭岛老师

　　耳朵上的每一个穴位，都会对应到身体上的某一个部位。除了前文再三提到的可以调节自主神经的神门穴之外，耳朵上还有面神经、舌咽神经、迷走神经的分支。这三个神经分别会影响到脸部的表情肌（提拉面部）、味觉、知觉（控制食欲）、内脏（促进代谢），通过刺激耳朵，也能促进这些神经发挥作用。

　　本书从一开始就不断提及的神门穴，究竟有什么样

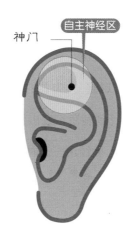

神门

自主神经区

的功能呢？接下来我就要开始为大家进行解说。

　　"神门"这两个字，如果按照字面解释的话，就是"神之门"。耳朵上的神门穴有调节自主神经平衡的作用。在人类的中枢神经系统中，约有1000亿个神经细胞，这些细胞连成像线一样的神经纤维分布在体内各处。而位于神经纤维末端的神经末梢受到的刺激，将会转变成烫、冰、痛、发痒等感觉或快乐、喜悦等情绪。

　　曾经为我的著作《捏捏耳朵就会变瘦、变健康、变聪明》作监修的医师土肥雪彦（日本广岛大学名誉教授），从医学的角度做了以下的解说："自主神经是由交感神经和副交感神经所组成的，不需要靠意志操控，就能够自动掌控呼吸、血压、体温、血液循环等身体机能。当揉搓或捏一捏以神门穴为首的耳朵穴位时，位于皮肤下方的感受器会受到刺激，发出触-压觉、痛觉、温度觉、振动觉等讯息，再经由三叉神经或面神经等精细网络，传达到调节自主神经的下丘脑。下丘脑会以接收到的情报为基准，对自主神经下达指令，促使神经递质或激素分泌，调节血管、内脏、肌肉等的运作。交感神经、副交感神经和我们的健康息息相关。当它们受到良好的刺激时，血管就会适当扩张，促使血液循环变得更顺畅，还能促进消化，提升肌力，提高体温，改善内分泌并增强免疫力。"

不论是中医还是西医，都很推崇"耳穴疗法"。通过刺激以神门穴为首的耳朵穴位，可以达到改善血液循环、提升自愈力的效果。而且就像前文所述，耳朵上面聚集了很多的穴位，除了有对应到眼睛、肩膀、腰部的穴位之外，还有对减肥或紧实提拉脸部、缓解痛经有帮助的穴位，应有尽有。但是如果不先调整好自主神经的平衡，这些穴位的效果就没有那么显著。因此不论想要缓解的是什么症状，捏耳朵时都建议先从神门穴开始，接着再针对自己的需求按压对应的穴位，这样才能达到最大的功效。

先捏神门穴调节自主神经，再依症状
分别刺激对应穴位，效果加倍！

为什么自主神经功能失调，自愈力也会变差？

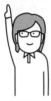

饭岛老师

"自然治愈力"一词，大家应该都不陌生。

所谓自然治愈力，是指人体在生病或受伤的时候，不靠手术或吃药等治疗方式就能自然痊愈的机能，这也是生物与生俱来的能力。

虽说这个能力是与生俱来的，但很多人对它还是一知半解。

让我们来做个小小的实验吧！试试在自己的手背

上，用指甲轻轻压出一个指甲印。不用多久，指甲印是不是会慢慢变成红色？

为什么会变色？因为当指甲压到手背后，大脑接收到细胞损伤的情报，让大量的血液集中到伤口处（指甲印），皮肤看起来就会泛红。通过这样的机制，受损的细胞就会重新恢复活力，让伤口渐渐痊愈。

自然治愈力的功效不仅限于身体的外伤，当内脏或精神层面出现问题时也一样能发挥作用。

而免疫细胞在机体执行自然治愈功能的过程中扮演着重要的角色。

晚上睡觉的时间副交感神经会处于活跃状态，所以免疫细胞的活动力会特别旺盛。但是现在很多人都因为作息混乱或压力太大常常睡不好，没有办法得到高质量的充足的睡眠。

在这种情况下，免疫细胞无法完全发挥作用，人一旦生病不仅很难痊愈，病情还可能会不断恶化。因此，平常就要充分休息，促进副交感神经运作，才不会导致免疫力下降，变成动不动就生病的体质。

自然治愈力运作的机制，是通过集中血液到患处来发挥治疗的作用。所以当自主神经功能失调，血液循环变差，就没有办法输送足够的血液到患部，这也就代表随着血液移动的水、氧气和营养，无法顺利运送到需要的地方。身体无法获得足以对抗疾病或填补伤口的养分，没有办法顺利执行自愈的功能，复原的速度当然快不起来。

而且血液循环差，还会导致身体变得冰冷。

肩膀酸痛、便秘、黑眼圈和皮肤粗糙等常常让大家感到困扰的问题，其实都和血液循环不良有关。甚至连名列日本人十大死因之首的癌症，也和血液循环不良，基础体温低有关。

捏耳朵促进血液的流动，让温热的血液得以在全身上下充分循环，不但能有效提升基础体温，解决身体冰冷的问题，还有预防癌症的功效。

想要提高自然治愈力，就必须适当休息，安排时间从事能够让自己放松、缓解压力的休闲活动。

话虽如此，也不能总让副交感神经处于优势，交感神经和副交感神经必须保持平衡，在适当的时刻顺利进行切换，才能让人在活动的时候活力充沛，休息的时

候彻底放松。不管特别偏向哪一方，都会造成身心的负
担，给健康带来不好的影响。

自主神经功能失调是万病之源，千万
不能掉以轻心！

一次弄懂!
自主神经功能失调的主因

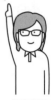

饭岛老师

自主神经肩负着维持人类生存的重大责任。

我们现在能够呼吸、眨眼,血液得以在全身循环,身体可以维持正常体温,还能消化并吸收吃下去的食物,把不要的东西排泄到体外……这些全都要归功于自主神经的精准掌控。换言之,如果自主神经没有正常运作,我们就无法健康地生活,甚至连生命都岌岌可危。

但话又说回来,自主神经到底是什么?

扫码关注"快读慢活",
将有机会获得:

快读慢活全球合作品牌试用品、
每天一个实用生活方式分享、
入会神秘福利、新书免费送。

也欢迎加"慢小活"
的个人微信号,
获得更多私密分享和福利~

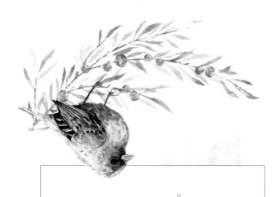

露珠与绿叶

自主神经分为交感神经和副交感神经，这两种神经会像跷跷板的两端一样相互拮抗，当一个占上风，另一个就会处于下风。如果交感神经和副交感神经维持良好的平衡，人体就能保持在舒适的健康状态；反之，若平衡被打破，各种不适症状就会接二连三地出现。

那么，交感神经和副交感神经又有什么不同呢？

交感神经是"活动的神经"，大概从早上5点开始会逐渐变得活跃。白天，人体便是通过交感神经的运作才能快速利落地行动。

相对的，副交感神经是"休息的神经"，会随着天色变暗转换到优先位置。副交感神经差不多会在晚上9点左右开始活跃，让人体在入夜后可以在副交感神经的作用下好好休息。

如果把人体机能比作车子，那么交感神经和副交感神经，就是油门和刹车。油门踩到底的话车子会迅速冲出去，但如果一直踩着刹车，车子就无法前进。两者必须保持平衡，适时切换并发挥正常机能，车子才能够顺利开上路。

自主神经很容易受到压力或情绪的影响，就算只是生气或悲伤等负面情绪，也会对自主神经造成不良的影响。

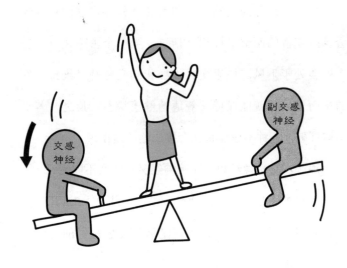

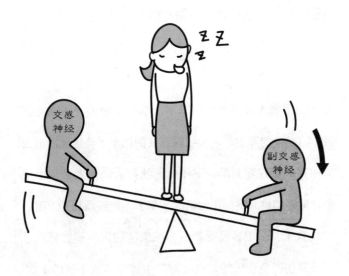

除此之外，过度使用3C产品、日夜颠倒、吃太多快餐等，也会对自主神经造成很大的影响。话虽如此，要完全从生活中排除这些影响因素，怎么想都是不可能的事。也正因为这样，我们的自主神经时常会处于失衡的状态。

平衡交感神经和副交感神经，摆脱压力，找回健康生活！

不可不知！"自主神经&激素"就是掌管女性身体的两大司令

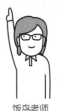

饭岛老师

　　自主神经不只背负维持人类生存机能的重大责任，也和左右女性身体的雌性激素有着密不可分的联系。

　　从生理学上来看，女性的身体虽然比男性更加坚韧，却很容易出现内分泌失调的问题。女性一生从初潮、月经、怀孕生产，进入更年期到绝经，激素的分泌量都在不断变化。

　　就如同之前所说，雌性激素中的雌激素和孕激素这两种激素，分别掌控女性在生理期、青春期的体态变化，以及在怀孕、生产等各种特殊时期的身体状态。但掌管女性身体机能的雌性激素，又和自主神经有什么关联呢？

由交感神经和副交感神经共同组成的自主神经，受下丘脑掌控。而在距离下丘脑不远的地方，有个负责分泌各种激素的脑下垂体，会和下丘脑产生交互作用。脑下垂体依照下丘脑的指示分泌激素，而下丘脑会再依照激素的浓度判断该下达什么指令，两者间可以说是相互影响的关系。换句话说，如果激素的平衡崩坏，自主神经的平衡也会跟着被打破。

女性在月经期前后，或是卵巢机能下降、雌激素分泌量减少的更年期，常常会觉得身心出现各种不适症状，一般都是因为激素分泌和自主神经出了问题。

自主神经的平衡十分容易受到压力的影响，一旦压力过大就会出现问题。但我们在生活中常会面临很多压力，出门在外有职场的责任和人际关系难题，回到家后也有经济压力和抚养孩子的重担。虽然每个人感受到的压力的原因和程度都不一样，但无论如何，心里长期累积的巨大压力，几乎已是现代人无法回避的问题。

特别是女性。近年来，女性踏入职场的情形十分普遍，而且担任高级主管或领导者的比例也越来越高。话虽如此，这个社会普遍还是存在着"男权主义"，即使职场上得以和男性平等，女性依然要兼顾工作和家庭、教育孩子等责任，承受压力之大自然不言而喻。即使是家庭主妇，也要面对亲戚或左邻右舍间的人际问题，全年无休地处理家中大小事，心里承受的压力不会低于职场女性。

女性所处的环境隐藏着各种压力的来源。日复一日地囤积压力，再加上内分泌失调，想要保持身体健康实在不容易。

当我们出现肩膀酸痛、腰痛或头痛等身体上的不适症状时，常常会把原因归咎于不适部位本身。但其实自主神经功能失调，也是造成肌肉僵硬和血液循环变差的一大原因。同理，精神上的问题也不一定全是由压力引起，有时身体不舒服也会让心情低落沮丧。感觉自己的状况不太好的时候，试着先捏一捏耳朵吧！调整好自主神经，让交感神经和副交感神经尽可能回归到平衡状态。如此一来，就能妥善调节激素分泌，舒缓压力过大等因素造成的身心不适。

理解雌性激素和自主神经的关系，妥善缓解身体的不适感！

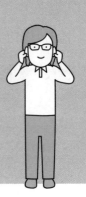

Column

刺激神门穴促进血液循环，带动肺活量，连唱歌也变好听！

　　不管是在职场聚餐应酬时，还是在和同事、家人、朋友们聚会时，很多人都喜欢到KTV高歌一曲。想知道怎么样才能唱歌唱得更好听吗？试着捏捏耳朵上的神门穴吧！

　　只要在唱歌前先用力捏3次神门穴，促进全身血液循环，就能让紧张的身体肌肉、神经和声带放松。当身体不再紧张，声音自然就能顺利释放出来。再加上呼吸会因此变得更顺畅，所以声音也会更加洪亮。同样的道理，在跳舞或演奏乐器之前捏一捏耳朵刺激神门穴，促进血液循环，放松身心，就能让身体动得更流畅、利落，达到更完美的演出效果。

　　有很多专业的声乐家或演奏家，都会在上场表演前先捏一下神门穴。大家下次不妨也试试看吧！

第 **2** 章

从"捏捏耳朵"开始，解决你的小病痛！

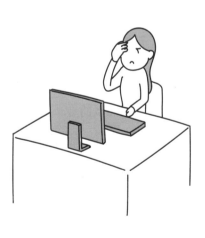

终极解读！女性常见症状的克星！神门穴·子宫穴·三大重要穴位区

饭岛老师

虽然最具代表性的女性问题是绝经综合征，但那毕竟只局限在更年期，女性时常会遇到的其他毛病，却是不分年龄随时都可能发生。

说到困扰女性的问题，大家首先想到的多半是和月经失调有关的症状吧？除了月经来潮时的下腹疼痛，有些女性在经期开始前1~2周还会出现焦虑烦躁或是腹痛、头痛等经前期综合征的症状。这种女性特有的不适症状，除非是由本身患有的特定疾病引起，否则起因几乎都是自主神经功能失调。此时，就是神门穴派上用场的时刻了。

在神门穴旁稍微靠近耳根的地方，还有一个"子宫穴"（参照前言第13页）。只要大范围地搓一搓耳朵上方1／3左右的位置，即包含子宫穴在内的"自主神经区"，就能够平衡自主神经，缓解子宫的问题。而且不只身体状况会变好，女性魅力也会大幅提升。

为什么我会提到女性魅力呢？因为刺激子宫穴，能促进血液循环和雌激素分泌。这样一来，皮肤会变得更有光泽，更紧实。

"神门疗法"将耳朵上的穴位分成"自主神经区""肩颈区""头部区"三个区域（参照前言第11页）。头痛的时候搓一搓头部区，肩膀酸痛或便秘时就搓一搓肩颈区吧！

唯一的例外是神门穴。中医认为"神门穴"就像是人体精气神的"大门"，在体内流动的"气"会经过这个地方；西医则将这个穴位称为"Spiritual Gate"，也就是心灵的大门。真的很有意思，不管是什么样的不适症

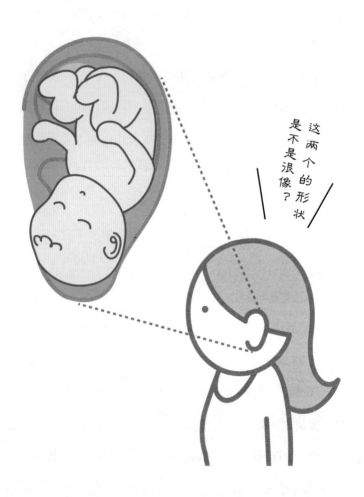

这两个的形状是不是很像？

状，只要先刺激神门穴就能达到相当好的疗效。而且，调节好自主神经后，身体会回归到应有的平衡状态，此时，再刺激其他穴位，效果就会更加明显。

可以调节自主神经平衡的神门穴是缓解各种疑难杂症的万能穴位！

女性常见症状 1
身体冰冷

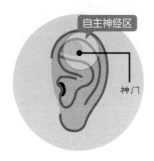

自主神经区

神门

耳朵上端的自主神经区

食指贴在耳朵上端的自主神经区，拇指放在耳后，捏住耳朵。一边用手指揉搓，一边往耳朵斜上方拉一拉。重复这个步骤3次。

人体虽然具备调节体温的功能，但受到一些内外因素的影响时，身体还是会变得很冷。不管是冬天还是夏天，只要暴露在冷空气之中，身体自然就会变冷，这是很正常的现象。除了在低温环境中穿得太单薄之外，穿着紧身衣服或鞋子时，也很容易因血液循环受阻，而感到手脚冰冷。

另外还有一个常见的因素，就是自主神经功能失调。因为自主神经具有调节血液循环的功能，所以自主神经功能失调，体内的血液循环就会变差，身体也跟着变得冰冷。

而且血液循环差的人，身体里常会囤积老废物质，皮肤变得干燥、粗糙或暗沉。如果你常常觉得身体冰冷，就很有可能是因为身体的血液循环不够通畅。快捏一捏耳朵上的神门穴，帮助血液顺畅地流到身体的各个角落吧！

女性常见症状 2
浮肿

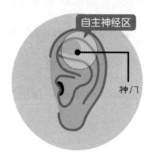

自主神经区

神门

耳朵上端的自主神经区

食指贴在耳朵上端的自主神经区，拇指放在耳后，捏住耳朵。一边用手指揉搓，一边往耳朵斜上方拉一拉。重复这个步骤3次。

　　我想很多人应该都有过这样的经历——结束需要长时间站着或坐着的工作后，脚肿得不得了，怎样也消不掉。从人体的构造来看，双脚容易浮肿其实是很正常的现象。为什么呢？

　　人类是从四肢行走慢慢进化成靠双脚站立、行走的，脚离心脏最远，因为重心、路长等原因，脚的血液循环最容易出现问题。

再加上很多人因为工作的关系，需要长时间维持同样的姿势，久而久之就会造成肌肉疲劳、僵硬，血液瘀滞。

而且比起男性，女性出现浮肿问题的频率更高。一方面是因为肌肉在人体中有像泵一样的作用，能够促进血液输送到体内各个地方，所以先天肌肉量较少的女性比男性更容易浮肿。另一方面，女性的身体会受到雌性激素的影响，在经期将水分囤积在体内，变得比平常更容易浮肿。

切记！浮肿是减肥的大敌。

当身体出现浮肿的现象时，就意味着原本应该排出的老废物质和多余水分通通都滞留在体内。想要消除浮肿，除了通过运动提高肌力，或通过按摩、做伸展操、泡半身浴等促进血液循环外，也可以通过捏耳朵，帮助血液流通得更加顺畅。随时捏捏耳朵，提高身体的代谢机能吧！

女性常见症状 3
便秘

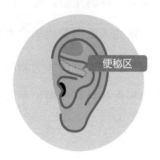

便秘区

消除便秘的穴位区

食指贴在耳朵上端软骨凹槽内的便秘区，转动手指按压刺激。

　　如果列出一个困扰女性的常见问题排行榜，便秘绝对名列前茅。调查显示，20~30岁的女性中，约有七成都为慢性便秘所苦。

　　有些人是平常就有便秘的问题，有些则是在经期前会固定出现便秘的症状。便秘通常是由偏食或咀嚼得不够仔细等不良饮食习惯以及过大的压力所致；而常在经期前便秘的人，则是受到了雌性激素的影响。

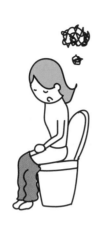
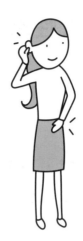

　　在开始排卵到月经来潮的一段时间里，女性体内的孕激素的分泌量会增加。孕激素虽可将子宫调整成适合怀孕的环境，但会降低肠胃蠕动的速度，容易导致便秘、胃胀气等症状。

　　在耳朵上存在着对应小肠和大肠的穴位。只要适时给予刺激，在上厕所前先捏一捏，就能够帮助肠道蠕动，达到促进排便的效果。有便秘问题的人，不妨在服用药物治疗前，先试试看这个方法。

女性常见症状 4
痛经

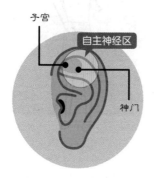

子宫

自主神经区

神门

耳朵内侧的子宫穴位

手指贴在耳朵上Y型软骨凹槽深处的子宫穴。在揉搓自主神经区的同时，将耳朵往斜上方拉，重复这个步骤3次。

　　每个人在经期的状态都不一样，有的人没什么感觉，有的人会觉得腹部发胀，也有人腹痛到下不了床，或是伴随头痛、想吐、想睡觉等症状。而且可能这个月痛，下个月又不痛了，同一个人每个月出现的症状也不一定相同。随着年龄的增长，疼痛逐渐加剧或减轻的案例也不少。

　　引发痛经的主要原因之一，就是内分泌失调。但不仅是内分泌的问题，子宫或卵巢的状态好坏也与痛经有很大的关系。

如同先前所述，子宫和卵巢都是由细胞构成的器官，如果水、氧气和营养没有顺利输送到每一个细胞之中，其机能就无法彻底发挥。

想要让水、氧气、营养顺利地输送到子宫和卵巢中，捏耳朵是一个很好的方法。一边拉耳朵，一边捏耳朵上的自主神经区3次，就能刺激到隐藏在自主神经区深处的对应子宫的穴位。所以捏一捏这个区域，不仅能有效舒缓经期难耐的疼痛，还有助于解决月经失调等问题。

当血流顺畅地输送到子宫或卵巢后，人的气色会变好，皮肤也会变得明亮红润，女性魅力增加，整个人都柔和起来。不过话虽如此，痛经也有可能是子宫内膜异位症或子宫肌瘤等疾病的征兆。一般来说，疼痛感通常在月经来潮后3天左右就会减缓，如果超过这个时间还是没有好转，或是在经期以外的时间也感到疼痛，最好到医院接受检查。

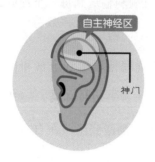

女性常见症状 5
皮肤粗糙

自主神经区

神门

耳朵上端的自主神经区

食指贴在耳朵上端的自主神经区，拇指放在耳后，捏住耳朵。一边用手指揉搓，一边往耳朵斜上方拉一拉。重复这个步骤3次。

几乎所有女性，都希望自己能拥有光滑美丽的皮肤。

早上起床发现自己肤色暗沉、皮肤粗糙、妆面不服帖或长了痘痘的话，一整天的心情都会受到影响。更不要说随着年龄增长渐渐增加的皱纹，简直是女性摆脱不掉的噩梦。

皮肤问题通常是由饮食不正常或内分泌失调、干燥等因素所引起，但还有一个非常重要的因素——血液循

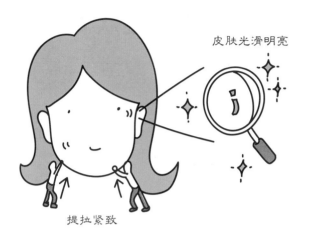

皮肤光滑明亮

提拉紧致

环不良。

　　如果血液无法充分输送到各个角落，皮肤的细胞就会渐渐衰弱。时间一久，细胞受到损伤后，皮肤就会开始产生皱纹、发炎长痘痘，或是变得干燥又粗糙。

　　因此，美容的关键，就是改善血液循环。上妆之前先捏耳朵3次，促进血液循环，不但有助于让妆面更服帖，还有提拉眼尾和嘴角的效果。

　　早上起床后先花几秒钟的时间刺激耳朵上的神门穴，从早到晚，一整天都能保持好心情！

女性常见症状 6
头痛

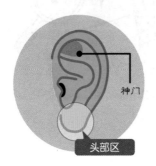

头部区

神门

耳垂上的头部区

食指贴在耳垂上的头部区，拇指放在耳后，捏住耳朵。一边用手指揉搓，一边往耳朵斜下方拉一拉。重复这个步骤3次。

15岁以上的人，几乎每3人中就有1人曾受过头痛的折磨。

头痛是个很广泛的统称，头痛的位置大多是太阳穴、后脑勺、前额；疼痛的方式主要有抽搐的痛、隐隐的痛、剧烈的刺痛。不管是哪种，只要是头部出现的疼痛，都称为"头痛"。一般来说，头痛最常见的原因可以分成两种：一是脑血管扩张引起的偏头痛；

二是头部周围肌肉紧绷而产生疼痛感的紧张型头痛。

前者容易由睡眠不足、睡太久或内分泌失调等原因引发；后者则大多要归咎于精神、身体上的压力，或是久站、久坐等长时间保持相同姿势的关系。除此之外，眼睛疲劳或肩膀酸痛也有导致头痛的可能。有的时候头痛也不只是单纯的头痛，还会伴随想吐或眩晕等症状，非常难受。做做伸展操放松紧绷的肌肉，让血流得更顺畅，有助于舒缓头痛。

如果想要治疗头痛的毛病，最好的方法还是从最常引起头痛的血管和肌肉入手。这两者均为自主神经掌管，先捏捏神门穴调节自主神经，再刺激头部区加强效果，就能有效舒缓头痛。

女性常见症状 7
肩膀酸痛

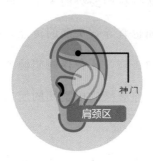

耳朵中央的肩颈区

食指贴在耳朵正中央的肩颈区，拇指放在耳后，捏住耳朵。一边用手指揉搓，一边往耳朵旁边拉一拉。重复这个步骤3次。

神门

肩颈区

长时间使用智能手机、计算机，或是在办公室工作的人，大多都有肩膀酸痛的问题，肩膀酸痛几乎已变成如今的"国民病"。说到肩膀酸痛的原因，其实就是血液循环不良。

每天长时间坐在办公桌前，一直维持同样的姿势，不知不觉间身体就容易向前倾，变成驼背般的姿势，脖子不自觉往前突出。长期维持这种不良姿势，血液会阻滞在肩膀周围无法顺畅流通，导致肩膀变得僵硬紧绷。

除了肩膀之外，这种不良的姿势也会给颈部带来很大的负担，导致颈部跟着僵硬酸痛。而且这样一来，血液被阻滞在肩颈区，输送到脑部的血液量就会减少，更多不适症状相继出现，形成一个恶性循环。

想要解决肩膀酸痛，可以先捏一捏神门穴调节自主神经平衡，让血液循环变好后，再接着刺激耳部的肩颈区，舒缓紧绷僵硬的肌肉、筋膜、关节。

骨盆中间有一块骶骨，就像是脊椎的地基。当骶骨不正，就会导致脊椎侧弯，造成周围血液瘀滞、肌肉僵硬，进而出现肌肉酸痛，影响内脏机能运作。平常时时提醒自己保持端正的姿势，除了让自己看起来有精神外，还有助于让歪斜的骶骨回到正确的位置上。

女性常见症状 8
腰痛

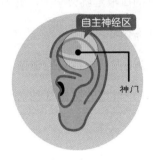

自主神经区

神门

耳朵上端的自主神经区

食指贴在耳朵上端的自主神经区，拇指放在耳后，捏住耳朵。一边用手指揉搓，一边往耳朵斜上方拉一拉。重复这个步骤3次。

　　有肩颈或腰部僵硬、酸痛问题的人，往往只想到针对疼痛部位进行治疗。但是就像前页中所说，形成僵硬酸痛的原因，通常是身体内的血液循环变差，血液无法顺畅流通。

　　现代人长期久坐的生活习惯，会给身体造成很多不必要的负担。其中，又以负责承受上半身重量的腰部最为辛苦。腰部疼痛，通常都是因为负荷太大导致血液循环不良的缘故。长时间坐着不动会压迫到腰部，周围肌肉变得僵硬紧绷后，血液自然难以顺畅流通。此外，从中医的角度来看，腰部是很容易受寒的部位，受寒也是腰部疼痛的原因之一。

女性常见症状 9
失眠

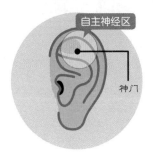

自主神经区

神门

耳朵上端的自主神经区

食指贴在耳朵上端的自主神经区，拇指放在耳后，捏住耳朵。一边用手指揉搓，一边往耳朵斜上方拉一拉。重复这个步骤3次。

现代，几乎每5人中就有1人会因为某种原因睡不好。

当"休息的神经"副交感神经的机能低下时，人就容易睡不好，也就是出现所谓的"睡眠障碍"。睡眠障碍的表现不单单有睡不着，还有怎么睡都一样累，睡眠时间充足却没有熟睡感，半夜易惊醒等。

副交感神经无法充分发挥作用，就相当于交感神经持续处于优势，人体无法获得真正的休息。

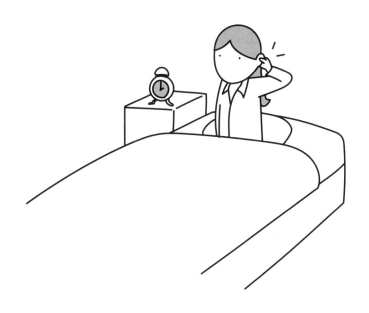

　　神门穴有调节自主神经的作用，这件事到目前为止我已经提过很多次，相信大家看到这里都已经非常熟悉。捏一捏耳朵上的神门穴，对消除因交感神经和副交感神经失衡而引起的失眠问题非常有用。

　　睡前先捏一捏、拉一拉耳朵，刺激神门穴，再轻轻揉搓整只耳朵。渐渐地，睡意就会在不知不觉之间来袭，眼皮变得越来越沉重，一合上就一觉熟睡到天亮！

女性常见症状 10
焦虑烦躁

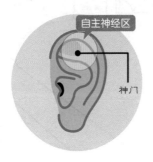

自主神经区

神门

耳朵上端的自主神经区

食指贴在耳朵上端的自主神经区，拇指放在耳后，捏住耳朵。一边用手指揉搓，一边往耳朵斜上方拉一拉。重复这个步骤3次。

　　大家应该都有这样的经历吧。当工作一忙起来，或是人际关系不顺的时候，人就会开始焦虑烦躁，有时候甚至无缘无故感到坐立不安。而且，就算自己不想这样，却还是会因为一点小事突然暴跳如雷，等到事后才后悔莫及。为什么会发生这样的事情呢？

　　如果你发现自己经常处在焦虑烦躁的状态，就很有可能是你的自主神经功能已经失调。焦虑、紧张、烦躁等负面情绪，都是交感神经因压力而长期处于活跃状态时会出现的问题。

相反的，若副交感神经长期处于活跃状态，身体就会产生不想活动的倦怠感，头脑一片空白，整个人浑浑噩噩。时间一久，甚至会影响到日常生活，造成所谓的忧郁状态。因此，保持交感神经和副交感神经的平衡非常重要。

话虽如此，人类毕竟还是注重感情的动物，偶尔焦虑或是忧郁，其实都是很正常的反应，不用太过在意。

如果觉得情绪难以控制，就派出"神门疗法"吧！捏一捏、搓一搓、拉一拉，调节自主神经平衡，稳定自己的精神和思绪。

女性常见症状 11
眼睛疲劳

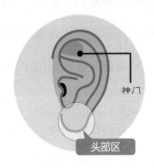

头部区

神门

耳垂上的头部区

食指贴在耳垂上的头部区，拇指放在耳后，捏住耳朵。一边用手指揉搓，一边往耳朵斜下方拉一拉。重复这个步骤3次。

　　长时间使用智能手机或计算机，会给我们的双眼带来相当大的负担。

　　一到傍晚，眼睛就会酸涩或充血泛红，看东西开始模糊，见到一点点光就觉得刺眼，有这些症状的人，绝对不在少数。而这些症状都代表：你的眼睛已经疲劳不堪！不只这样，有时还会头痛、眩晕、恶心想吐、肩膀酸痛……长时间盯着电子产品的屏幕看，眼睛的肌肉

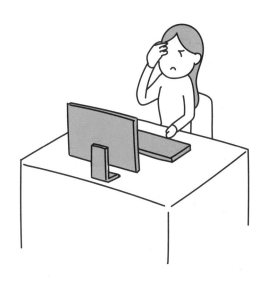

（负责对焦的睫状肌）就会变得疲劳。像这种时候，可以刺激一下耳垂上的头部区。在耳垂的中心有对应眼睛的穴位。集中精神专心感觉这个区域，一边用手指揉搓耳垂，一边往耳朵斜下方拉，就能促进眼睛及头部的血液循环，舒缓眼睛的疲劳。

需要长时间使用计算机的时候，可以每30分钟停下来休息一下，捏捏耳垂上的头部区，舒缓疲劳的"灵魂之窗"。

女性常见症状 12
倦怠感

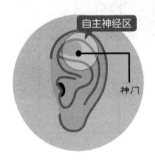

自主神经区

神门

耳朵上端的自主神经区

食指贴在耳朵上端的自主神经区，拇指放在耳后，捏住耳朵。一边用手指揉搓，一边往耳朵斜上方拉一拉。重复这个步骤3次。

　　明明睡了很久，早上起来还是觉得身体充满倦怠感，疲劳完全消不掉，这种情形常会出现在身心负担过重的时候。如果长期处于这种状态，不只会感到倦怠、注意力很难集中，还会常常昏昏欲睡、食欲不振，渐渐影响到正常的生活步调。

　　让身体感到倦怠的原因有很多，因工作或激烈运动太过疲累，生活不规律导致睡不好，营养或能量不足都有可能让身体产生倦怠感，此外还有一个很重要的原因——自主神经功能失调。

当自主神经无法保持平衡，副交感神经长期处于活跃状态时，人体很容易就会产生倦怠感。

副交感神经是负责人体休息的神经，如果长期处于活跃状态无法顺利切换到负责活动的交感神经，就会让身体陷入接近忧郁的状态，即使天亮了还是无法清醒，不想上学或工作，整天没有干劲，无心活动。

神门穴能够在短暂的时间内，快速调节好失衡的自主神经。睡前捏一捏神门穴有助眠的作用；早上起床后刺激神门穴，也会比较神清气爽。

不只如此，当自主神经取得平衡后，大脑的思绪会变得更清晰，不但专注力和记忆力能得到提升，创造力也会变得更丰富，心理也会更乐观积极。自主神经可以说是"身心的开关"。

身体和心灵本来就是一体，只要两者之中的一方状况良好，就会自然而然地带动另一方跟着变好。

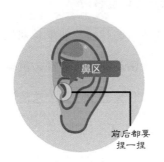

女性常见症状 13
过敏性鼻炎

鼻区

前后都要
捏一捏

对应鼻子的穴位区

用食指和拇指捏捏位于耳朵突出软骨（耳屏）上的外鼻穴，对缓解过敏性鼻炎很有效。

　　近年来为过敏所苦的人日益增加，其中又以患过敏性鼻炎的人群最为庞大。

　　过敏不分年龄，不管大人小孩都难以幸免。接触到过敏源后，眼睛、鼻子觉得瘙痒难耐，不停流鼻水、鼻塞、打喷嚏的样子，就连旁边的人看了也觉得很痛苦。而且过敏的原因十分广泛，有些人因为气候过敏，也有人对灰尘、毛发等特定物体过敏。比方说著名的花粉症，就是因为对花粉过敏。每年到了花粉纷飞的季节，到处都是此起彼落的喷嚏声。

接下来要介绍的穴位区"鼻区"，对于一发作就很难受的流鼻涕以及鼻塞非常有效。鼻区的位置，在靠近耳朵中央凹洞旁突出的软骨上。请参考上一页图示，将拇指放在耳屏的内侧，食指放在耳屏的外侧，捏住鼻区，上下左右仔细搓一搓。虽然每个人过敏的症状和原因不一定一致，但都可以捏一捏耳朵，直到症状慢慢减轻！

捏对耳朵，
还能抑制食欲、克制烟瘾！

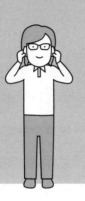

　　虽然想减肥，却战胜不了零食、点心的诱惑；明明下定决心戒烟，烟瘾还是如排山倒海而来，挡都挡不住……

　　这种时候，不妨捏一捏耳朵上的神门穴吧！

　　饭前3分钟先用力捏神门穴3次，再喝下一杯水，这样一来，就能有效刺激负责调节食欲的摄食中枢与饱食中枢，防止过量饮食。平常在吃饭的时候，如果觉得饱了，就算没有吃完也要停止进食。

　　除此之外，戒烟也是一场需要强大意志力的搏斗。虽然打定主意不抽，但时不时兴起的烟瘾却总是在挑战意志力的极限。真的很想抽烟的时候，试着用力捏3次神门穴看看吧！调节自主神经有助于舒缓戒烟时的焦虑，稳定情绪。我身边有好几个戒烟多次都失败的人，最后都是靠这个方法才成功。

第 **3** 章

只要捏捏耳朵，刺激神门穴，就能提高"子宫力"！

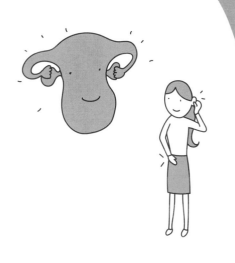

女人一定要懂：
子宫健康，你才健康！

子宫的状态代表着女人的状态，
子宫是孕育生命并影响女人一生
的重要器官

池川老师

　　从医学上来看，子宫是负责孕育生命的器官，每个月一次的月经，则是子宫为了孕育小宝宝而做的准备。不过话虽如此，女人一生怀孕的次数还是有限，子宫和卵巢的机能，会随着年龄增长渐渐衰减，各种相关的毛病会接二连三浮现出来。

　　子宫是女人特有的与生俱来的器官，不管是初潮之前，还是绝经之后，子宫始终都会存在于女性的体内。

每天和子宫朝夕相处，女人从青春期到更年期，一辈子的身体变化都和子宫息息相关。有些人说："子宫的状态就代表着女人的状态。"我觉得这样的说法其实不无道理。

我是妇产科医生，从医数十年来，接触过许多不同的患者和症状。但就算是这样，我还是遇到过很多无法用现有的医学理论去解释的病例。

举例来说，子宫肌瘤。女性罹患子宫肌瘤的比例非常高，尤其是正值育龄的妇女，几乎每4~5人中就有1人长了子宫肌瘤，只不过子宫肌瘤的征兆不太明显，如果没有定期体检的习惯，其实很难发现。更何况有些肌瘤非常小，就算检查也不一定能检查出来。虽然子宫肌瘤大多都是良性的，对健康不会造成太大的影响，但保险起见，最好还是听从医生的指示进行更详细的检查。撇开必须及时治疗的恶性肿瘤不说，就算是良性肿瘤，还是有可能会导致不孕、出血、痛经，或者因为压迫到附近的器官导致尿频、身体容易浮肿等。

虽然医疗技术日新月异，但形成子宫肌瘤的原因，至今尚不明确。我曾经听过一个不太科学的说法，认为罹患子宫肌瘤的女性，很多都是因为被爸妈当成男性养大，或是在成长的过程中极力否定自己的女性身份，才会导致子宫觉得自己不被需要而闹别扭。

我有一位患者是一名退役的职业运动员，不知道为什么，在她离开运动圈不再当运动员之后，她每个月痛经的问题都变得很严重。我曾经半开玩笑地问过她："你是不是很讨厌你的子宫啊？"她当时告诉我："以前当运动员的时候，我深深觉得如果没有月经该有多好。"

虽然这完全是没有任何根据的个人想法，但多年来亲眼见过许多诸如此类的病例后，我还是忍不住会想："子宫的状态就代表着女人的状态"这句话其实有一定的道理。就像前面提到的，如果一个女人的子宫健康，她的气色自然就会好，皮肤自然就会红润、光滑，女性魅力也会随之增加；而一个女人的外在表现，也会隐隐约约透露出内在的子宫状态。

想要维持子宫健康，第一要务就是打从心底爱惜自己，对自己好一点。换个比较具体的说法，就是本书中再三强调的——必须调节和子宫有密切关系的自主神经。自主神经在充满压力的环境下很容易出现问题。自主神经功能一旦失调，子宫就会受到影响，无法维持正常的运作。

强化子宫，才能真正从里到外，打造不输给年龄的美丽！

强化子宫，唤醒身体内部的女性魅力！

压力，就是让子宫产生不适的"凶手"！

捏捏耳朵，找回平衡，促进血液循环，改善各种不适症状

池川老师

　　子宫和其他内脏一样，都受到自主神经的支配。自主神经很容易因为感受到压力而失去平衡。现代人的生活讲究快速，就连人际关系也随着通讯软件、社群网站的发展瞬息万变。每天在日新月异的社会中生活，再加上职场和家庭等带来的压力，现代女性几乎没有一刻得闲，时时都被沉重的负担压得喘不过气来。在这种环境中，自主神经功能失调的概率自然节节攀升，子宫也无法保持健康的状态。

自主神经功能失调会给子宫带来各种层面的不利影响。

举几个具有代表性的例子：月经失调、经前期综合征（PMS）、痛经、子宫内膜异位症、子宫肌瘤……这些都是和自主神经功能失调有关的妇科疾病，即使撇开这些疾病不谈，自主神经功能失调还会影响雌激素的分泌，加快女性衰老的速度，非常可怕。

努力调节自主神经平衡，是改善这些问题最直接的办法。重新检视自己的生活习惯，除了尽量过规律的生活外，最好少摄取食品添加剂，并且适时放松自己，释放累积的压力。话虽如此，要重整习惯了多年的生活方式，还是要花上一段时间，再者，倘若压力说消除就能消除，就不会有这么多的人明明知道自己压力太大，却还是无计可施。像这种过渡时期，就是神门穴登场的大好时机！

通过捏耳朵来刺激神门穴，调节紊乱的自主神经功能，有助于让交感神经和副交感神经回归平衡状态，减轻压力，改善身体状态，还有保养子宫的功效。

神门穴附近有对应子宫的穴位（参照前言第13页）。如果在经期直接对这个穴位给予刺激，有助于缓解月经失调或痛经等症状。就像按摩脸部、保养皮肤一样，子宫也需要得到温柔的照顾。平常想到就捏一下耳朵，还能提早预防经期不适。捏耳朵的时候先捏一下神门穴再捏子宫穴，效果会更好。一来子宫受到自主神经的支配，所以治标不如治本，先从源头的自主神经下手，效果自然更好；二来捏神门穴有提升身体自愈力，将身心调整到最佳状态的功效，之后再针对对应的部位加强刺激，自然能获得更好的效果。

刺激神门区和子宫穴，增强缓解经期不适的效果！

血液循环差，子宫就容易变冷致病！

子宫很容易受寒，提高基础体温，子宫暖乎乎才不会生病

池川老师

　　子宫的肌肉中分布着很多自主神经，子宫平滑肌会受到自主神经的影响，处于收缩或舒张的状态。当自主神经无法保持平衡，交感神经长时间处于活跃状态时，血管就会紧缩，影响血液循环。

　　血液循环不畅不仅会危害子宫健康，也是造成基础体温偏低的主要原因。血管遍布在我们全身上下各个角落，当温热的血液无法顺畅地在其中流通时，身体就会

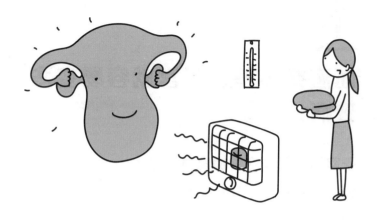

从四肢末端开始变得冰冷，最后全身都变得冷冰冰。

许多女性都饱受寒性体质困扰，基础体温普遍偏低。之所以会这样，除了受到自主神经的影响外，女性天生的身体构造也是一个很大的因素。

大致上来说，女性的肌肉量比男性要少，因此由肌肉制造出的热量也就相对少得多，再加上女性体内的脂肪量较多，所以女性比男性更容易体寒。

除了身体构造的因素外，常喝冰的饮料，或者在天气冷的时候为了好看而穿得过于单薄，也是导致体寒的原因。

长期体寒会对人体产生什么影响呢？

首当其冲的就是子宫。痛经、月经失调、经前期综合征等，很多时候都是由体寒导致的。

不只这样，体寒还会引起肩膀酸痛、腰痛、头痛、皮肤粗糙、倦怠乏力、睡眠障碍等，简直可以说是万病之源。

因此，想要消除这些身体不适，最应该要采取的方式就是促进血液循环、提高基础体温。血液循环通畅后，痛经、月经失调等问题也能得到缓解。赶紧捏一捏耳朵，促进血液循环，让身体热起来吧！从此远离经期的不舒服，即使在冬天也能每天暖乎乎。

捏捏耳朵，促进血液循环，让冰冷的身体温暖起来吧！

想要一辈子拥有健康的子宫，就必须先强化自主神经！

子宫和自主神经会相互影响，健全两者才能打造良好的身心状态

池川老师

先简单地来复习一下自主神经的基本概念吧！

自主神经，由交感神经和副交感神经组成，它们分布至内脏、心血管和腺体，并调节这些器官的功能。自主神经的平衡容易受到压力的影响，人一旦遇到工作或人际关系上的挫折，自主神经功能很容易就会失调，导致人体出现各种各样的不适症状。

而调控人类生存机能的自主神经和女性体内的子宫

有着密不可分的关系。倘若一方的状态不佳，或是无法正常运作，另一方也会被波及，跟着出现各种不适症状。

子宫周围遍布着自主神经。雌激素、孕激素这些雌性激素，都会受到交感神经和副交感神经的影响，而使子宫平滑肌处于收缩或舒张的状态。

在这边，先撇开一些医学上的论点不谈。我当妇产科医生这么多年，看过许多患者，就我个人的观点来看，与其说自主神经支配着子宫，倒不如说这两者是相互影响的。

有人说："子宫是女性的第二颗心脏。"我经常问来就诊的患者："请想象你现在是自己肚子里的小宝宝，你觉得这里住起来舒不舒服？"很多女性患者听到我这样问，都会马上回答"不舒服"或是"住起来很不安心"。通常这种时候，再问她们觉得不舒服的原因，常常就会得到"心里很不安"或是"和老公吵架了"等和身体疾病无关的回答。

我每天都会接触到很多类似的患者，有的时候我会忍不住觉得，也许子宫其实是有意识的，会依照心理或情绪的波动而做出反应。因此，感觉不舒服时，可以试着想想看，子宫现在是什么感受呢？试着体会一下自己子宫的状态，就像倾听自己内心的声音一样，也许就能找到解决身体不适的办法。

子宫是女性的"第二颗心脏"，试着倾听子宫的声音吧！

捏耳朵能平衡自主神经，
让月经不再异常！

**改善月经异常的当务之急，就是
调整掌控子宫和卵巢的自主神经**

池川老师

很多到妇科求诊的患者，都有月经异常的烦恼。

在开始讨论月经异常的问题之前，我必须先来说明什么是正常的月经。

首先要看的是月经周期的天数。月经周期是以月经的第一天到下一次月经的前一天来计算。如果间隔的时间在25~38天，就是正常的。

接下来要看经血量。经血量不论过多或过少都不是正常现象，只不过每个人的情况不一样，所以很难有一个具体的标准。但一般来说，经期开始2~3天后，经血中如果还是有很多凝固状、类似猪肝的血块，就可能是经血量过多；反之，如果刚开始血量就很少，甚至只有几滴，则可能是经血量过少。

最后要看月经持续的时间，2~8天都算正常。经期虽然常会伴随腹痛、腰痛或倦怠乏力等让人感到困扰的问题，但如果不会影响到日常生活，就不需要过度担忧，还在容忍范围内的轻微不适，都属于正常现象。

凡是超出上述正常范围的情况，就是月经异常。其中，又以痛经和月经失调最为常见。我们将在月经前1~2周渐渐出现并在月经来潮后迅速减轻直至消失的腹痛、困倦、焦虑、烦躁等症状统称为经前期综合征（PMS）。

除此之外，有月经却无法好好排卵（无排卵月经）的情况，也属于月经异常。会出现月经异常，支配子宫和卵巢机能的自主神经的功能失调是主要原因之一。

你有没有这样的经历？刚转换职场跑道或是被交付一项重要的工作，每天绷紧神经忙东忙西，猛然想起，才发现早该来的月经已经迟了好几周。当生活呈现紧张的状态时，常常会出现月经推迟或严重的痛经。简单来说，原因就是压力太大。

压力太大会影响子宫，使它没有办法正常运作。月经是为了繁衍后代而诞生的女性特有的机能，所以当月经变得不对劲，出现一些异常的状况时，就是子宫在暗示你——现在的状态不适合怀孕。

想要改善这种状况，首先必须释放囤积的压力，舒缓子宫；再次就是要均衡饮食，让身体获得充足的养分，以维持正常身体机能。

如果想要加强效果，捏耳朵是一个很好的辅助方式。捏一捏耳朵上的神门穴或子宫穴，帮助紊乱的自主神经功能回到正轨，促进血液循环，进而达到舒压、改善消化吸收、控制过剩食欲等效果。身心的状况渐渐变好后，经期的种种不适也能得到缓解。此外，在经期来临前先捏一捏耳朵还有预防痛经的作用。

痛经、月经失调等生理问题，是身体感到强大压力而发出的警报！

捏耳朵能缓解绝经综合征

绝经综合征主要是因雌性激素分泌量减少，自主神经受到影响而引起

池川老师

绝经综合征，最典型的症状就是自主神经功能紊乱。所谓绝经综合征，是指女性在绝经前后会出现的各种不适症状，也就是我们常说的更年期综合征。一般来说，发生在45~55岁之间。

绝经综合征的症状非常多：热潮红、出汗、浑身发冷、睡眠障碍、心悸、头痛、头昏、耳鸣、忧郁、焦虑烦躁、不安、记忆力减退、肩膀酸痛、关节痛、食欲不振、呕吐、倦怠乏力、口渴、发痒……

不管是什么样的疾病，通常都会有几个代表性的症状。但绝经综合征却不是这样，不适症状多到很难用特定的名称来称呼，因此才会统称为"绝经综合征"。

女性在更年期之所以会有这么多不适症状，主要是因为卵巢的机能随着年龄增长而降低，导致雌激素的分泌量锐减，影响到自主神经。自主神经几乎对人体的所有生存机能都有影响，所以当激素减少，破坏了自主神经平衡，身体面对突如其来的剧烈变化，就会做出各种反应来调节，以至于各种不适症状相继产生。再加上这个年纪的女性，普遍都会因家庭或社会环境的影响而累积心理压力，在身心的双重影响之下，症状就变得更加复杂。

至于子宫肌瘤，则和年龄无关，几乎每3位女性中就有1位罹患。对于子宫肌瘤出现的原因，至今医学上仍然没有确切的解答。子宫肌瘤大致上都呈良性，很多医生都会建议患者维持现状，持续观察即可，不必切除。

不过话虽如此，有时候还是会因为肌瘤的位置或大小，导致月经来潮时出血量大增或者不易受孕等。最直

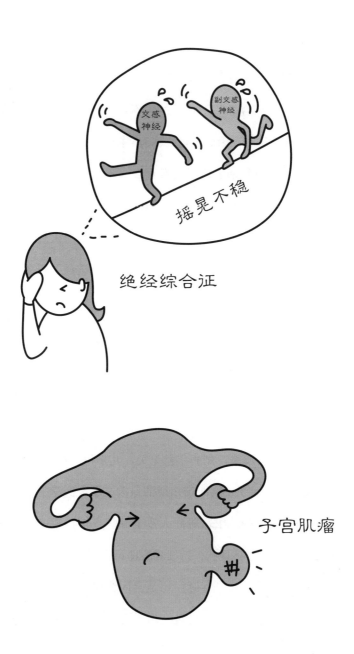

绝经综合证

子宫肌瘤

接的解决方法就是切除肌瘤，如果不想动刀，遵医嘱服用雌性激素也能有效缓解症状。

除了采取医疗手段外，捏捏耳朵也是减轻症状的好方法。每当遇到因绝经综合征或子宫肌瘤而来就诊的患者时，我都会在她们耳朵的神门穴上贴特殊的药石。这样做，约有70%~80%的人的症状能够得到缓解。对为妇科疾病所苦的人来说，"神门疗法"无疑是一大福音。

养成捏耳朵的固定习惯，刺激神门穴，缓解妇科疾病。

捏耳朵能调整体质，不但能助孕，还能为胎儿打造"健康的家"！

通过捏耳朵调整子宫环境，做好迎接小宝宝的准备

池川老师

　　根据统计，现在几乎每10对夫妻就有1对担心生不出小孩。

　　不孕症的医学定义为一年未采取任何避孕措施，性生活正常而没有成功妊娠。不孕的原因有很多，除了子宫内膜异位或无排卵等女方因素外，也有可能是少精或无精、勃起功能障碍（ED）等男性的问题。治疗不孕症最重要的一点，就是不论原因在男方还是女方，夫妇都

要同心协力。

除了生理上的问题外，精神状态也是影响受孕的一大因素。通常遇到想要治疗不孕症的患者，我都会先问她们："你真的想要小孩吗？"

向前来咨询不孕症的患者问这样的问题，乍听之下你可能会觉得匪夷所思，但当我问出这样的问题后，有些患者却无法斩钉截铁地说出肯定的答案。

怀孕对女性来说是人生的一个转折点，除了身体上的变化外，还要面对因怀孕、生小孩而离职或请长假的职场问题，以及生完小孩后的育儿、教育、经济等各层面的压力。我常常在和患者深聊之后发现，其实有些人心里并不是真的想要怀孕，又或者对怀孕带来的改变感到强烈的担忧和畏惧。甚至也有女方想要生小孩，但男方却兴致缺缺的情况，这种夫妻间的意见不合也是导致不孕的原因之一。

还有一个问题我也很常问："10年后，你家会有几个人呢？"不知道为什么，几乎所有人都会回答"3个人"或"4个人"。如果再问："到时候孩子几岁了？"就会得到"7岁"之类的明确回答。

不可思议的是，通常脑海中模拟的未来越明确，就越有可能会实现。

　　大部分的妈妈都会在怀孕时想象孩子出生时的样子，常常也会胡思乱想，担心如果不小心流产或难产该怎么办，而变得坐立不安。不妨试着多想想孩子们10年后的样子吧！想象孩子们蹦蹦跳跳地背着书包上学，放学后和家人朋友开心地玩在一起的模样。这样一来不但有助于安定怀孕时容易焦虑不安的情绪，肚子里的宝宝也能在安稳的环境下舒服地长大。

　　想要治疗不孕问题，当务之急就是维持健康的身心状态，打造让宝宝感到舒适的子宫环境。假如子宫的环境不适合宝宝居住，宝宝就不会想要在这里长大。

　　捏捏耳朵的神门穴，有助于同时调整身体和心灵的状态，共同营造出适合宝宝成长的环境，增加成功受孕的概率。

刺激神门穴调整自主神经平衡，打造宝宝"住"起来舒适的身心环境。

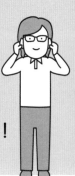

运动前捏捏耳朵，
调节自主神经，表现会更好！

近年来，户外活动越来越流行，无论男女都纷纷开始跑马拉松或登山。

如果希望跑马拉松时拿到更好的成绩，或是跑得更远，不妨试着捏捏耳朵吧！

刺激神门穴调节自主神经平衡，促进血液循环，放松紧绷的身体，这样活动起来自然更顺畅自在。

跑马拉松之前先刺激一下神门穴，虽然一开始不会有明显的感觉，但是等到跑了超过30千米之后，肩膀和手臂的疲劳感会与不刺激神门穴时完全不同。

同理，如果在登山前稍微用力捏神门穴3下，减少脚部的疲劳，爬起山来就会更加轻松。攀爬的过程中也可以随时捏耳朵刺激一下神门穴，以免疲劳感不断累积。

当然，除了马拉松和登山以外，对于其他运动也是一样。开始运动前先捏一捏耳朵，不但不容易觉得累，表现也会更好！

第 **4** 章

捏捏耳朵，刺激神门穴，就能释放压力！

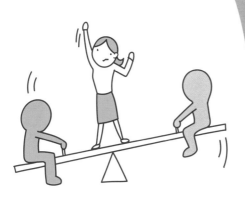

妇产科女医生开讲：心理异常，子宫一定出问题！

心理异常会影响身体健康，进而引起各种不适症状，快来捏捏耳朵，放松身心吧

服部医生

　　大家好，我是服部加苗，一名妇产科医生，目前在饭岛老师开办的教育机构"SLIMBZ ACADEMY"中学习神门疗法，这次来和大家分享一下我的学习经验。

　　最近，出现经前期综合征（PMS）、子宫肌瘤等子宫相关问题的女性越来越多。普遍认为，这是饮食或生活习惯改变，以及压力造成的影响，但出现不适症状，通常都是好几个因素相互影响的结果，所以很难判断具体的原因。

就拿痛经来说，十几岁的女生很有可能因身体尚未完全发育而有痛经问题，只要等青春期结束就会不药而愈。倘若并非发育问题，而是压力等其他因素造成的痛经，那么即使过了青春期也不会有所改善。很多人甚至到了二三十岁，经历过怀孕、生产，每个月来月经时还是痛到不行。

上述情况，在西医里被称为"不明原因的月经失调"。在中医里，一般称这种情况为"气滞血瘀引起的月经失调"。而这种"气滞血瘀"一般是因身体受寒或过度疲劳等引起的。

除此之外，女性的心理和子宫状态也有非常密切的关系，当女性出现心理问题时，子宫也会出现异常。因此，平常就要多捏捏耳朵，放松心情。先通过按摩神门穴调节自主神经的平衡，再刺激子宫穴调整子宫状态。当子宫、卵巢、骨盆乃至全身的血液循环变好，激素取得平衡后，浮肿和寒性体质的情况也会相继改善，全身代谢变得更顺畅。

在忙碌的生活中花1~2分钟依次刺激神门穴和子宫

穴，将身心维持在良好的状态，这样一来，做任何事情都能发挥更好的效能。

捏捏耳朵，放松身心吧！

轻松刺激神门穴，帮助疏解负面情绪

饭岛老师

前来参加我举办的"神门疗法"研讨会或体验活动的人，将近80%都是女性。除了想要解决肩膀僵硬、寒性体质、便秘等问题，或者进行瘦脸、丰胸等具体的身体保养的人之外，还有很多人是为了解决精神层面的问题而来。

"神门疗法"对心理健康也有相当大的帮助。在如今这个年代，大家都承受了许多不安、悲伤、恐惧、

捏一捏

强健身心的神门穴

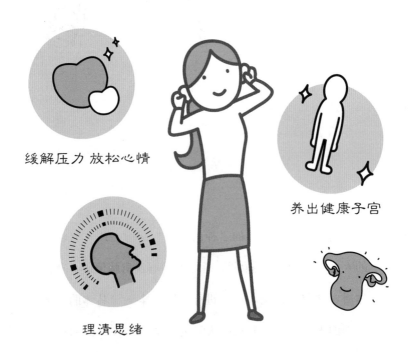

缓解压力 放松心情

理清思绪

养出健康子宫

嫉妒之类的负面情绪，这些情绪会形成压力，给身体造成负担，而当健康出问题时，又会反过来对心情造成影响，形成一个恶性循环。这种情况在经期最为明显，不仅身体会觉得不舒服，而且随着雌性激素的分泌量变化，自主神经也容易失去平衡，心理上甚至会出现忧郁的倾向。

很多女生对自己的评价很低，不管遇到什么问题，都很容易困在"我办不到"的负面思考中走不出来。当然不是说男性中就没有这种类型的人，只是相对来说，女性比较常出现这种缺乏自信的情况。

女性大多偏向用右脑思考，思维比较缜密。但也因为如此，当眼前出现一件自己想做的事或要达到某个目标时，女性常常会下意识想起过去失败的经历，或因受到他人批评而质疑自己的能力。结果不知不觉间，就会出现"我果然还是不行""我办不到"这种对自己的负面评价。

刺激神门穴除了能舒缓压力之外，还有在大脑中浮现负面情绪时暂时中止这种不积极的"脑内对话（思考）"的作用。每当脑海中出现"不可能""办不到""担心""愤怒""悲伤"等负面想法，或是脱口说出泄气话的时候，请先试着稳定一下心神，用力捏3次神门穴。通过这个动作，有助于让大脑进入什么都不思考的"空无"状态。

我曾经在因缘际会之下，受过禅寺的师父指点，他告诉我这种"空无感"正和禅学中所探讨的"悟"不谋而合。试着将大脑放空，单纯地去感受这种"空无"的感觉，就好比将大脑重启，重整成思绪清晰的全新状态。

只要像这样先清空大脑后，再试着重新探讨目前遇到的问题或烦恼，就会发现自己的看法变得客观，也比较能做出冷静的判断。瑞士心理学家卡尔·荣格（Carl Gustav Jung）曾经提出了"Synchronicity"这一概念，意思是"有意义的巧合"或"共时性"，指虽为偶然情况下发生的事情，却刚好在必要的时候出现，恰好让眼前的问题迎刃而解。

为什么我会提到这件事情呢？其实是因为有很多参加体验课程的学生都告诉我，不知道为什么持续刺激神门穴之后，常常会发生很多顺心到不可思议的事情。比方说，有些人刚想起好多年没见的朋友，这个朋友就正好打电话过来；突然想吃咖喱，当天餐桌上就有咖喱；随意握在手上的钱，恰好就是需支付的金额。诸如此类，虽然是一些日常生活中的琐事，却让人觉得好像每天都受到幸运之神的眷顾，心情不由自主开朗起来。

不过这种说法并没有科学的根据。或许是因为他们通过捏耳朵调节好自主神经平衡后，心理的负担变小，看事情变得乐观、开朗，自然而然就会觉得身边的好事好像越来越多。但不论这种巧合与捏耳朵有没有关系，大家都不妨试试看吧！

养成捏耳朵的习惯，让生活充满更多幸福的可能。

刺激耳朵平衡自主神经，生活也会变得更顺利!

只要自主神经平衡，就能摆脱 "情绪化"

饭岛老师

有时候我会听到人家说大多数女生都很歇斯底里。

这样的评论其实是以偏概全，有些人可能心有戚戚，但也有很多人不以为然。不过，若单单从生理构造来看，女性每个月都会受到经期前后雌性激素分泌量变化的影响，情绪的确比男性更容易波动起伏。

压力太大容易让人陷入 "神经质" 的状态，尤其是在依然保有男权社会观念的职场中工作的女性。她们往往会承受比男性更多的压力。如果懂得适时释放压力倒还好，但偏偏女性普遍都有接纳与包容的特性，而且忍耐力相当强，即使受到委屈或痛苦也能忍气吞声。这样长期下来，反而会造成心理上的沉重负担。尽管有时候身体会因受到过于沉重的压力而发出警报，女性也能够凭借高度的忍耐力咬牙忍下来，甚至置之不理。当无处释放的压力不断累积，自主神经功能就很容易失调。

在这种情况下，当女性在工作上遇到突如其来的变化，或发生怀孕、生产等身体上的巨大改变时，长期压抑的情绪很容易因为一点小事就爆发，给人不可理喻的印象。

这种时候，有小孩的人一定要特别注意。我常听说有些妈妈因为压力太大变得焦虑烦躁，动不动就暴跳如雷，把气出在自己的小孩身上，等到事后冷静下来才后悔不已。这样不但对小孩有不好的影响，自身的后悔和罪恶感也会再次转变成难以承受的压力。

我有一位学生是四个小孩的妈妈。小孩不听话时，她常常破口大骂，加上老公工作又忙，没有时间和她一起讨论孩子的教育问题，她的情绪就越来越失控。

后来，她察觉到这样下去不是办法，于是到我这里来咨询，希望能改变歇斯底里和暴躁情绪。

仔细听过她的述说后，我发现她情绪焦虑的原因，正是压力导致的自主神经功能紊乱，于是我建议她在耳朵上的神门穴贴穴位贴，辅助调节自主神经。没想到一试之下效果竟出乎意料的好！她不但不再随便怒吼责骂孩子，情绪也变得比较稳定。刺激神门穴后，她的转变真的很大，甚至到后来，只要情绪变得浮躁时，连她的孩子们都会提醒她说："今天妈妈很容易生气，是不是穴位贴掉了？"每当听到孩子们这么说，她就会立刻捏一捏耳朵上的神门穴，安定情绪。

明明自己也不想这样，却还是常常感到焦虑烦躁、易怒。像这种时候，就很有可能是自主神经出了问题。感觉到压力大或是焦虑烦躁的时候，试着捏一捏神门穴吧！这样一来，就能促进交感神经和副交感神经的平衡，进而稳定心神。久而久之，你甚至会开始搞不懂自己以前为什么老是要发这么大的脾气，性格也会渐趋沉稳。

除了后天的压力因素外，不管是因为先天的右脑思考模式，还是因为激素水平波动的影响，女性的情感本来就会比男性更丰富，即使偶有情绪化或多愁善感的一面也是正常的现象，不需要刻意压抑，以免造成更大的压力。

保持自主神经平衡，焦虑烦躁瞬间消失！

保持捏捏耳朵的好习惯，
抗压性将更强大

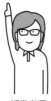

饭岛老师

大家都知道，这个世界上不可能没有压力。

除了工作、家庭和人际关系之外，有时连季节的更迭或天气变化等，都会造成压力。我想大家应该都有因为天气冷而变得没有干劲，或因为天气热而情绪浮躁的经历吧？面对这些无法以人为力量去改变的因素，比起追求无压力的生活，学习如何好好和压力相处才是真正的上上之策。

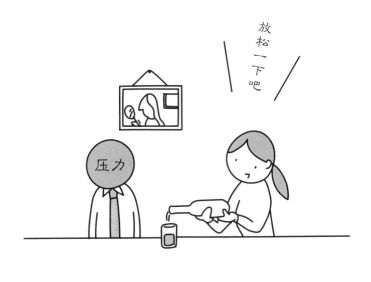

不管导致压力的原因是什么，我们之所以感受到压力，都是自主神经发出的信号。将我们的身体或心灵转为正面思考的是自主神经，让我们陷入负面漩涡中的也是自主神经。

那么，自主神经究竟为什么能够支配我们的身心呢？

我们的身体有主导体内平衡（homeostasis，又称恒定状态）的机制，即使遇到外在的环境变化，体内依然能够保持正常的运作。举例来说，很多人减肥时会遇到"停滞期"，一开始快速下降的体重到了某个阶段后就再也降不下来，这正是体内平衡发挥作用的结果。当摄取的能量变少，身体为了应对这种长期的"饥饿"状态，就会出现抑制基础代谢的反应。

而负责掌管这个体内平衡机能的就是自主神经！如果自主神经功能失调，体内的平衡就会崩坏，身体无法适时做出相应措施来面对突如其来的变化，继而出现各种不适症状。

判断目前是否感受到压力，是自主神经的职责。当自主神经发现人体正承受压力时，就会按照承受的压力多少做出身心上的调整，以传达讯息，告诉我们压力存在。

刚开始感到压力的时候，人容易因食欲暴增或锐减而变胖或变瘦，早上起床后容易感到大脑昏沉、思绪不清楚。这种情况一旦长期持续下去，厌倦感、不安、不想出门的情绪，以及腹泻、便秘、胃溃疡等症状也会接二连三地出现。如果是女性，甚至还会出现月经失调或经前期综合征等症状。

不仅如此，长时间压力过大的人，免疫力也会降低，甚至出现口唇疱疹、带状疱疹、颜面神经麻痹或突发性耳聋等症状，严重的还会留下后遗症。在演变成这种不可收拾的局面之前，一定要学会适时解压。

每个人解压的方式都不一样，有人喜欢听音乐放松，也有人喜欢做运动流汗或找朋友喝酒聊天，只要不危害到健康，这些都是很好的方法。

有时候你可能想要找时间放松一下，却无法从繁忙的杂事中脱身，或者没有心情出门，也不想见任何人，像这种时候，不如试着随手捏捏耳朵吧！只要花几秒钟，不需要出门，甚至一边工作一边做都没关系，捏一捏耳朵刺激神门穴，抑制过度活跃的交感神经或副交感神经，有助于稳定情绪，让心情变得轻松。

压力大不仅会使心情受到影响，身体也会出现很多问题。比如说，肩膀僵硬就是一个常见的问题。承受过多压力时，肩颈容易变得僵硬紧绷，甚至会影响到全身上下的血液循环。此时捏一捏耳朵上的神门穴，促进血液循环，有助于快速缓解难受的症状。如果时间充裕，不妨再泡个热水澡，让全身上下的血液流通更加顺畅，一来可以放松心情，让整个人神清气爽，二来还有改善手脚冰冷的功效。

与压力和平相处是保持健康的关键，捏一捏神门穴，强化抗压性。

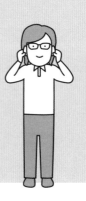

Column

想要提升记忆力与专注力，捏捏耳朵就能做到！

先不提考试或比赛这种特殊情况，就算是在平常的对话中，大家应该都有过想说一件事情，却怎么都想不起来的经历吧！

像这种时候，就可以试着捏捏神门穴。当怎么也想不起事情的时候，先捏一捏耳朵，给神门穴3次稍微强一点的刺激。考试时也一样，分别在考前1个小时、30分钟，还有即将开始前捏捏耳朵，捏完之后再做3次深呼吸。这样一来，有助于理清思绪，唤醒沉睡在大脑中的记忆。

不管在什么场合，无论是在考前复习时，还是在主持会议、做简报前，不妨都试着刺激神门穴。不仅注意力会集中，创意和灵感也会源源不绝。

除此之外，考试或会议中觉得眼皮沉重到不行时，也可以刺激神门穴，抑制过度活跃的副交感神经，强化大脑机能，消除睡意。

第 5 章

听听体验者怎么说，试过的人99％都说有效的"神门疗法"！

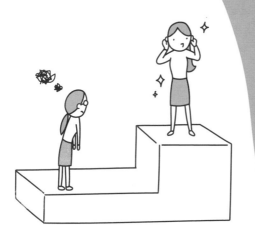

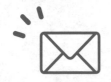

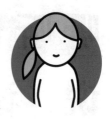

O·N小姐
20多岁·家庭主妇

实例1 开始捏耳朵之后，经期变得轻松许多

对我来说，"神门疗法"最大的魅力就是只要捏一捏耳朵就有效果，没有副作用，对身体也不会造成负担。

我以前的痛经问题非常严重，每个月的经血量都很多，还伴随着剧烈的头痛，简直就像有人时不时在我的大脑里拿钻头乱钻。所以从10多岁开始，我每个月都要靠药物减轻疼痛。虽然也曾担心吃药对身体不好，试过换卫生棉或改变饮食等方法，但都没有什么效果。一直到后来，我开始尝试捏神门穴之后，经期头痛的情况才逐渐改善，以前每个月都觉得是种煎熬的月经也轻松了许多！能够和神门疗法相遇，真是太好了。

现在我正怀着第二个孩子，虽然没有月经的困扰，但我发现神门穴在日常生活中也很有帮助。我怀上第二胎时老大差不多两岁，正值活力旺盛的年纪，而我怀孕期间身体不太舒服，又要带小孩和做家务，每天还不到傍晚就已经累到不行。像这种时候，只要刺激一下神门穴，就会觉得又有精神继续做事了。神门穴就像是一个"开关"，只要按下开关，就能继续活力充沛地动起来！

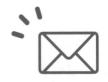

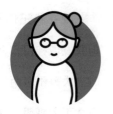

坂野满小姐
50多岁·子宫治疗师①

实例2　捏捏耳朵上的神门穴，我门诊病人的经期不再那么痛苦难熬

　　我长期研究子宫美容法，担任子宫治疗师，每天都会面对很多月经失调或有不孕等困扰的女性。2009年，我第一次见到饭岛老师，听老师说了很多有关"神门疗法"的事，这种只需要捏耳朵的方法十分方便，大家回家后也能随时自己做保养，我觉得很实用，就开始运用

① 注：日本特有的职业。

到我的治疗法中。

我有很多客人都是因为子宫受寒才引发了不适症状，通过刺激神门穴，可以提升0.5~1℃的基础体温。基础体温升高后，血液循环更顺畅，子宫的状态也会变得更好。千万别以为这样没什么，通常在改善子宫状况后，女性的表情和容貌也会跟着变得柔和，女性魅力大幅提升。现在我的客人中有很多都养成了捏耳朵的习惯。

就我个人而言，本来我一直都属于寒性体质，但自从开始刺激神门穴之后，我的身体温暖了许多。如果在帮客人施术之前，先捏一捏自己的耳朵，那么工作起来也会更顺利。因为工作需要，我会直接触摸到客人的身体，所以如果我紧张或无法集中精神，客人立即就会感受到。捏一捏耳朵，随时让自己保持在最佳状态，已经变成我生活中不可或缺的一件事！

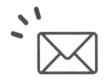

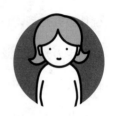

佐藤祐子小姐

20多岁·讲师

实例3　睡前捏捏耳朵，我的失眠不药而愈

　　我之所以会知道"神门疗法"，是因为我的妈妈。我妈妈老是说饭岛老师的课很有趣，而且还能够通过捏耳朵激发自己的潜能。她一天到晚这么说，听得我都有点好奇，就在2013年年底参加了课程。

　　开始捏耳朵后，我最先感受到的是睡眠质量的变化。可能因为我当时工作很忙、压力又大，不管怎么睡都觉得好累。后来我在睡前都会先刺激一下神门穴，这样隔天早上醒来的时候不但神清气爽，身体也很轻盈。一直到现在，碰到因为肩膀和脖子僵硬而睡不着的时候，我也会捏一捏耳朵，这样很快就能睡着了！

除了睡眠外，我精神层面上的变化也很大。以前我很容易钻牛角尖，动不动就沮丧到不行，而且常常深陷在这种情绪中无法自拔。但自从开始刺激神门穴后，我变得更加开朗，想法也客观很多，就算遇到沮丧的事也能很快切换心情。

现在想想，以前的自己总会钻进"不这样就不行"的牛角尖里。虽然不是说只要刺激神门穴就能改变一个人的行动或思考，但在心情波动的时候捏一下神门穴，稳定情绪，至少不会一直钻牛角尖，身体和心灵都能保持相对中立的状态。

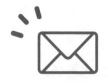

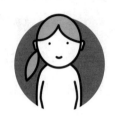

Ｉ・Ｙ小姐
50多岁·工读生

实例4 一直困扰我的过敏和肥胖，都通过"神门疗法"改善了

去年夏天，我听说神门穴对健康的帮助很大，所以开始捏耳朵。到现在差不多过了半年，效果好得让我惊讶。最大的改变，就是我不再被花粉症困扰了！我本来有很严重的花粉症，每到春天就喷嚏连连，鼻涕流个不停，但今年却一反常态，几乎没有这方面的困扰。

听饭岛老师说神门穴对治疗花粉症有效后，我就铁了心要来试一试。虽然听说今年的花粉量特别多，很多本来没有花粉症的人也都开始打喷嚏，但我却反而比以前好很多！虽然我的花粉症没有被完全治好，但我现在甚至连眼药水都不需要，光靠市售的鼻腔喷剂就够了，这真的让我很惊讶。以前每到春天，从早上起床到晚上睡觉我都忧郁得不行，但现在已经没有这个困扰，真是太感谢神门穴了！

还有一点也让我很惊讶，自从开始捏耳朵之后，我的食欲好像没那么旺盛了。以前我常常上健身房，但运动之后就会觉得很饿，每次都凭借自己刚刚运动完消耗了热量的借口大吃大喝。但现在不一样，就算不吃那么多也能得到饱腹感，而且不是刻意勉强忍耐着不吃，而是真的觉得很饱、很满足。

最初我只是想要维持健康才开始刺激神门穴，结果效果非常好，不仅维持了健康，还改善了身体状况！今后我也会一直坚持下去。

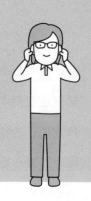

Column

捏捏耳朵，
开启意想不到的潜能！

只要刺激神门穴，调节好自主神经，就能激发出人类原本的潜能。经过多年实验，目前已经有超过七千个成功案例。

看到这里，你心中是否浮现了"这种事不可能办到"的想法？如果有这种想法，那就代表你正在心中对自己的行为"踩刹车"。只要刺激神门穴，就能去除这个"刹车装置"，将身心都导向平衡状态。

实际做法虽然简单，但为了避免模糊此书的焦点，我在这里就不多做说明。

不过，我还是希望大家都能明白，在我的课程中，从没有力气的小孩到年迈的老人，大家最后都能够成功激发出自己的潜能。因此，不论年纪如何，都应该要相信自己。想到时就捏捏耳朵，调节自主神经吧！

第 **6** 章

一定要看！"捏捏耳朵"的常见Q&A

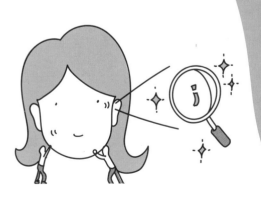

捏耳朵要用多大力？
一天要捏几次？

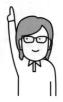

早中晚各捏1次，力道掌控在不会疼痛的范围内即可。

一般来说，每天早、中、晚各捏1次耳朵，一天3次是基本。特别是早上和晚上，正是交感神经和副交感神经切换的时段，如果在起床后和睡前刺激一下神门穴，就能帮助清醒或入眠。

但话虽如此，一天捏耳朵的次数其实依个人喜好调整就好，没有一定的限制。可以想到就捏一捏当作日常保养，也可以在觉得没有干劲的时候捏一下，帮助自己进入最佳状态。平常用不会觉得痛的力道轻轻多捏几下，赶时间的时候，则建议稍微用力一点，捏3次，加强效果。

Q 要持续多久才会见效？

 肩膀酸痛，只要捏一捏耳朵，很快就会减轻。

按摩神门穴的作用很多，每种作用出现的时间会因人而异。如果要说立即产生的效果，最明显的就是刺激神门穴后，耳朵会立刻热起来，变得暖乎乎。这是因为刺激神门穴让血液循环变好了的关系。

当血液循环变好后，肩膀酸痛也会减轻。除此之外，整个人也会格外神清气爽，不但脸部线条紧致许多，身体也不再僵硬紧绷，变得更柔软。

先以两周为一个阶段，每天坚持做做看吧！持续一阵子之后，自主神经就能保持正常的平衡状态，捏耳朵的效果也会更显著。

饭岛老师一天捏几次
耳朵呢？

 想到的时候就捏一下。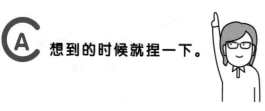

想到的时候我就捏一下，大约一小时就会捏一次。即使一忙起来忘记捏，也会在想到的时候立刻补捏回来。碰到某件事情想不起，或是说不出某个词语的时候，我也会马上刺激一下神门穴帮助记忆。

早上起床后配合呼吸法，在被窝里捏捏耳朵，头脑就会很清醒，不禁想着"今天要好好加油"而涌起一股动力；在晚上睡前捏耳朵，也能帮助入眠。

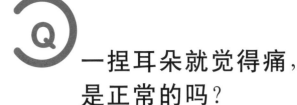

一捏耳朵就觉得痛，
是正常的吗？

 捏耳朵会痛，
就代表血液循
环不良。

　　身体僵硬的人，通常耳朵也会僵硬，搓一搓就会觉
得到处都有点痛。像这种时候只要好好捏一捏，就能让
耳朵变得更柔软，耳朵不再僵硬，血液循环就会变好，
身体也会放松。如果按到某个地方特别痛，就说明这个
地方对应的身体部位可能出了问题。

　　假如是肩颈僵硬的人，捏肩颈区的时候就会出现疼
痛感，肩膀酸痛严重的人的疼痛感会更加明显。总而言
之，想到就捏一下耳朵，是迈向健康的捷径。

可以请别人帮忙捏耳朵，
或是帮别人捏吗？

 当然可以，但要注意
掌控力道。

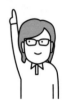

　　神门疗法没有年龄限制，从婴儿到老人都能做。但有些人可能会因肩颈僵硬或其他原因，无法顺利触碰到自己的耳朵，像这种时候就可以请别人帮忙。

　　但是，千万要注意掌控力道，尤其是当对象是婴儿、儿童或老人时，最好先咨询一下专业医师。有时候我们以为力道很轻，但对另一方来说却已经是过强的刺激。因此，帮别人捏耳朵的时候最好先问问他会不会痛，或是一边观察对方的表情，一边斟酌力道。

有没有人不适合捏耳朵？

 耳朵或脑部有伤病
的人，请先向专业
医师咨询。

　　耳朵受伤或是有耳疾的人，在按摩耳朵前应先询问专业医师的意见。除此之外，考虑到捏耳朵会刺激脑部血液循环，所以正在治疗脑部疾病的人，也必须先向主治医生咨询，确认不会造成不好的影响后再做。

　　再就是切记要掌控力道。我曾经听说有人太用力捏耳朵结果不小心磨破皮，虽然这种情况很少见，但大家还是要注意。尽可能轻轻地捏，不要太用力，如果捏耳朵时感到不舒服，请立即停止。

虽然知道捏耳朵有效，但常常忘记，怎么办？

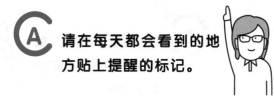

请在每天都会看到的地方贴上提醒的标记。

每天刺激神门穴除了能缓解身体的不适症状外，还能让身心一直保持在最佳状态。就算只捏一下也没关系，持之以恒才是最重要的。

为了避免自己忘记，请把下一页的耳朵图案复印下来，贴在显眼的地方吧！像每天早晚都一定会看到的镜子、厕所，或是办公室的计算机屏幕旁等，时时提醒自己捏一捏耳朵。这样久而久之就会养成捏耳朵的习惯，就算不特别提醒也会下意识地捏耳朵。

贴在每天都看得到的地方！

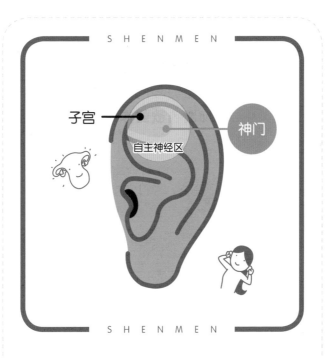

S H E N M E N

子宫

自主神经区

神门

S H E N M E N

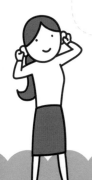

想要瘦身，应该按摩哪个耳朵穴位？

 按摩可以调节自主神经的神门穴，有抑制食欲的作用！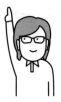

　　不需要多记其他穴位，神门穴的瘦身效果就已不容小觑。

　　明明想减肥却吃个不停，就可能是因为自主神经功能失调。自主神经功能失调的时候，人常常会突然想吃甜食，或是在用餐时间以外吃点什么，口腹之欲特别旺盛，结果不知不觉就胖了不少。

　　捏捏神门穴调节自主神经的平衡，有助于抑制食欲，避免吃太多。不只这样，口味也会变得比较清淡。虽然不会立即见效，但只要坚持下去就会慢慢变瘦，而且完全不需要忍耐，是最轻松的瘦身方式。

为什么神门穴会影响到精神？

 通过安定心神的方法，培养正面思考。

刺激神门穴时，不仅能调节失衡的自主神经，还有安定心神的作用。我常常听学生说，养成刺激神门穴的习惯后，不知道是不是因为心神变得安定的关系，觉得做什么都很顺心，很少遇到不如意的事。长期保持这个习惯，整个人的思维方式也会变得越来越正面。

对自己没有自信，常陷入负面情绪中的人，不妨试着捏捏耳朵上的神门穴吧！说不定会有意外的收获。

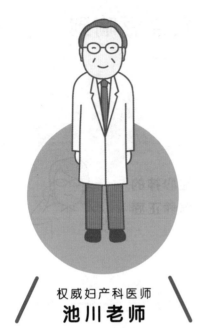

后记

我是妇产科医生，临床实践让我相信耳朵上有强化子宫的"按钮"！

权威妇产科医师
池川老师

我从很久以前就开始运用穴位疗法辅助妇科疾病的治疗。

有一种特殊的穴位贴纸，上面会粘一颗具有药效的小石头，只要将这种贴纸贴在特定的穴位上，就可以刺激穴位。我在进行穴位疗法时，常常会将贴纸贴在患者的耳朵上，特别是本书中大力推荐的神门穴。

我是个妇产科医生，每天都会遇到很多深受痛经或绝经综合征、寒性体质、不孕症等问题困扰的女性患者。自从开始尝试"神门疗法"后，患者们纷纷表示效果相当不错。我很好奇这种疗法的效果究竟有多好，所以就找机会招募了大约300名患者进行治疗，结果发现竟然有70％~80％的人都觉得有效，而且甚至有两到三成的人光是在神门穴贴穴位贴，就感觉到身体不适通通消失不见了！效果比我预料的还要好。

我所施行的穴位疗法的原理，基本上和饭岛敬一老师的捏耳朵疗法一样，都是以刺激神门穴的方式达到治疗的目的。老实说，我在遇到饭岛老师之前，对神门穴和自主神经间的关联其实并没有太深入的研究，只知道刺激神门穴可以有效改善自主神经功能失调所引起的各种绝经综合征的症状。

虽然帮人看病是我的工作，但如果大家都能够靠捏捏耳朵就改善身体不适，不用打针或吃药，那该多好。我非常推荐大家试试本书介绍的捏耳朵法，不管是有哪里不舒服的人，还是想要维持健康、保养身体的人，不妨都伸出手来按捏一下耳朵吧！

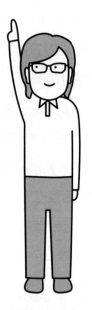

一起捏捏耳朵，
让身心天天舒畅！

饭岛老师

　　我很开心能受到出版社的邀约，来完成这本通过神门穴来帮助女性朋友解决常见不适症状的作品。

　　距离我第一次接触到这个传承了两千多年的耳穴疗法，大约已经过了19年。抱着应该要让更多人知道这种神奇的耳穴疗法的心情，我开始开展一连串的推广活动，我还找人共同开发使用施华洛世奇水晶制作的穴位贴，希望能结合时尚让"耳穴疗法"融入大家的日常生活。

现在我们团队的讲师已经多达1200名，学习"神门疗法"并亲自体验到疗效的学员数也超过70万。其中，大约有八成以上都是女性。

这些日子里，我们亲眼见证了很多体验者的身心变得越来越健康，连外表都看起来越来越年轻。为了让大家从医学的角度更深入地了解"神门疗法"，这次我特别邀请了平常很照顾我的知名妇产科医生池川明，来合力完成此书。

另外还有在本校学习耳穴疗法，一样身为妇产科医生的服部加苗，她以女医生的立场为我提供了许多宝贵的意见。不管是爽快答应合作的池川老师，还是在本书的编写过程中提供协助的服部医生，我都要向他们致以深深的谢意。

本书介绍的方法，主要是借由调节自主神经平衡来达到强化子宫的目的，不仅非常简单，还能快速见效，对各年龄层女性常见的烦恼都有疗效。希望大家每天都能保持轻松的心情，时不时捏一下耳朵。

诚心希望能有更多人认识神门穴，通过捏捏耳朵，让身心天天舒畅，过上开心的生活。

图书在版编目（ＣＩＰ）数据

捏捏耳朵，身体好 /(日) 饭岛敬一,(日) 池川明
著; 胡汶廷译. -- 南昌 : 江西科学技术出版社,
2019.2
    ISBN 978-7-5390-6711-7

    Ⅰ.①捏… Ⅱ.①饭… ②池… ③胡… Ⅲ.①耳－穴
位疗法 Ⅳ.①R454.4

中国版本图书馆CIP数据核字(2019)第014333号

国际互联网（Internet）地址：http://www.jxkjcbs.com
选题序号：ZK2017259 图书代码：B19001-101
版权登记号：14-2018-0226
责任编辑 李玲玲
项目创意/设计制作 快读慢活
特约编辑 周晓晗 王瑶
纠错热线 010-84775016

捑捑耳朵，身体好 (日) 饭岛敬一/ (日) 池川明 著　胡汶廷 译

出版发行　江西科学技术出版社
社　址　南昌市蓼洲街2号附1号 邮编330009
　　　　　电话:(0791) 86623491　86639342(传真)
印　刷　天津联城印刷有限公司
经　销　各地新华书店
开　本　880mm×1230mm　1/32
印　张　5.5
字　数　75千字
版　次　2019年2月第1版　2019年2月第1次印刷
书　号　ISBN 978-7-5390-6711-7
定　价　45.00元

赣版权登字 –03-2019-011　　版权所有 侵权必究
(赣科版图书凡属印装错误，可向承印厂调换)

快读·慢活™

《女人都想要的睡眠圣经》

睡得好，是女人宠爱自己最简单、最有效的法宝

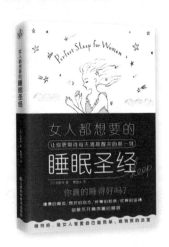

来自日本睡眠专家的睡眠秘籍！写给万千女性的睡眠圣经！

明明睡了很久，可是一大早就困意来袭；年纪轻轻，却已经长了好几条颈纹；每次睡醒后，不是腰疼就是肩膀疼……

优质的睡眠，对于女性来说更为重要。作者通过改善睡眠质量，成功减重15千克！体质明显变好！工作更加高效！睡得好，是女人宠爱自己最简单、最有效的法宝！

让日本睡眠专家告诉你，如何打造有"量"更有"质"的睡眠；如何挑选合适的枕头远离颈纹，如何找到合适的床垫、被单……本书将陪伴你，帮助你快速提高睡眠质量，让你更期待每天清晨醒来的那一刻。

《女人都想要的子宫保养课》

子宫好，女人才好！

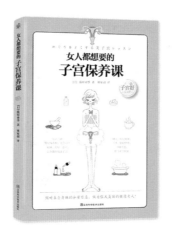

　　女人内调才会外美。日本针灸按摩师、芳疗师联合医学博士、妇产科医师，专门写给广大女性的子宫保养必读课。

　　从认识子宫＆卵巢、自测月经状况、了解排卵日＆基础体温、提升骨盆力，到利用穴位按摩＆芳疗改善各种不适等多方面，为现代都市女性带来详尽生动的子宫保养"秘籍"。图文并茂，科学易懂，一学就会，在日常生活中就能现学现用。每天六招简易保养操，结合穴位按摩、芳疗、食疗，让你拥有"美子宫"。

快读·慢活™

《美女饮食图鉴》

吃对了，就能瘦！

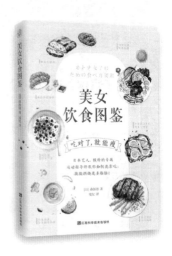

　　减肥是女性永远的话题。为了减肥，很多人选择进行运动和极端的饮食控制。这种少吃多动减肥法的缺陷在于，在减少脂肪的同时，也相应地减少了肌肉。而"饮食习惯"这一造成肥胖问题的根本原因却未能得到改善。

　　日本艺人、模特的专属运动指导师，告诉你减肥时真正应该做的，是改善饮食结构。书中为众多"减肥困难户"列出了通过改善饮食来健康减肥的方法，从饮食方法、生活习惯、食物选择等多方面教你如何吃得对，健康瘦，同时还整理了容易让女性朋友们产生误解的减肥知识，避免大家跌入反复减肥而没有效果的死循环。

　　希望本书能帮助大家理清头绪，掌握正确的减肥方向和方法。

快读·慢活 ™

　　节奏越快，生活越忙，越需要静下心来，放缓脚步，品味生活。慢生活是一种人生态度，也是一种可践行的生活方式。

　　"快读·慢活 ™"，是一套致力于提供全球最新、最智慧、最令人愉悦的生活方式提案的丛书。从美食到居家，从运动、健康到心灵励志，贯穿现代都市生活的方方面面，贯彻易懂、易学、易行的阅读原则，让您的生活更加丰富，心灵更加充实，人生更加幸福。